Monthly Book
Medical Rehabilitation
編集企画にあたって………

　リハビリテーション医療は，疾病構造および高齢化に伴って大きく変化してきた．2000年以降，医療保険では回復期リハビリテーション病棟の創設，介護保険における通所・訪問リハビリテーション事業など，社会保険制度の変革もあり，本邦のリハビリテーション医療提供体制は世界トップレベルに整備された．さらに，筆者がリハビリテーション科医を志した35年前と比較し，1日あたりの訓練時間やリハビリテーション科専門医・リハビリテーション専門職数の増加といった量的変化，電子カルテによる情報共有，ロボットや電気・磁気刺激療法，ボツリヌス毒素療法といった治療戦術的変化も大きく生じた．

　ただし，治療構造全体を変えるような戦略については，まだ大きな変化が生じた印象はない．従来のリハビリテーション医療では，個別の障害ごとに多数の評価を行い，リハビリテーション治療計画を立案してきた．標準化された評価は増加したが，各評価を統合して解析し，全体を俯瞰して活用する手段が臨床応用されているとも言えず，膨大な評価結果と記録が施設ごとに埋もれている．各種評価結果と動画・音声・機械計測データの結合・解析も不十分であり，デジタルトランスフォーメーション（以下，DX）は早急に取り組むべき課題である．

　厚生労働省は医療DXを「保健・医療・介護の各段階（疾病の発症予防，受診，診察・治療・薬剤処方，診断書等の作成，診療報酬の請求，医療介護の連携によるケア，地域医療連携，研究開発など）において発生する情報やデータを，全体最適された基盤（クラウドなど）を通して，保健・医療や介護関係者の業務やシステム，データ保存の外部化・共通化・標準化を図り，国民自身の予防を促進し，より良質な医療やケアを受けられるように，社会や生活の形を変えること」と定義している．

　リハビリテーション医療のDXが進めば，各種評価が自動化されるだけでなく，個々の施設などで実施された画像，血液・生化学，栄養，また薬剤などの医学的管理指標に加えて，リハビリテーション医療関連の様々な情報がクラウド上にアップロードされ，大規模データを用いた解析が可能となる．結果，それを軸としたリハビリテーション計画が検討され，さらに多施設で共有されるなど，リハビリテーション医療全体が革新される可能性が秘められている．その意味で，近年の生成AIの進歩は，指数関数的変化を感じさせるものであった．

　本特集が1つの契機となって，リハビリテーション医療DXが進むこと，そして今後，個人の経験ではなく科学的に裏付けられ，かつリアルタイムにフィードバック可能なベストプラクティスが，大きなネットワークの枠組みの中で得られることを期待したい．

2024年9月
近藤国嗣

Key Words Index

和文

あ行
医療DX 9
医療ビッグデータ 17
ウェアラブルデバイス 36
遠隔リハビリテーション 24
オンラインリハビリテーション 36

か行
学際的イノベーション 62
拡散テンソル画像 53
機械学習 1,30
帰結予測 24
機能的磁気共鳴画像法 53

さ行
視覚障害 42
自主練習アプリ 24
失語症 24
視野障害 42
人工知能 30,36
スマートフォンアプリ 36
生成AI 62
増分費用効果比 17

た行
地域医療 9
disconnectome 解析 53
動作分析 30,69

な行
脳卒中 1,42,69
脳内ネットワーク 53

は行
パーソナライズドケア 62
バイオメカニクス 30
半側空間無視 42
ビッグデータ 1
ヒューゲルメイヤー評価法 69
費用効用分析 17
歩行解析 30

ま・や・ら行
モーションセンサ 69
予後予測 1,69
離島医療 9
リハビリテーション医療 62
倫理的課題 62

欧文

A・B
aphasia 24
artificial intelligence；AI 1,30,36
big data 1
biomechanics 30
brain networks 53

C〜E
community medicine 9
cost utility analysis 17
DTI 53
ethical challenges 62

F・G
fMRI 53
Fugl Meyer assessment；FMA 69
gait analysis 30
generative AI 62

I・L
incremental cost-effectiveness ratio 17
interdisciplinary innovation 62
large healthcare data 17

M
machine learning 1,30
medical digital transformation 9
medicine at remote areas and isolated islands 9
mobile phone application 36
motion analysis 30,69
motion sensor 69

O・P
online rehabilitation 36
outcome prediction 24
personalized care 62
predicting prognosis 69
prognosis 1

R・S・T
rehabilitation medicine 62
self-training app 24
STELA；short and tailored evaluation of language ability 24
stroke 1,42,69
stroke disconnectome 53
telerehabilitation 24

U・V・W
unilateral spatial neglect 42
visual field deficits 42
visual impairment 42
wearable device 36

Writers File
ライターズファイル (50音順)

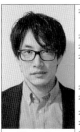
池田登顕
(いけだ たかあき)

2007年	神奈川県立保健福祉大学卒業
	佐々総合病院医療技術部リハビリテーション科入職
2009年	菊地脳神経外科・整形外科入職
2014年	荒川区障害者福祉課入職
2017年	首都大学東京大学院人間健康科学研究科博士前期課程修了
	仙台青葉学院短期大学リハビリテーション学科,講師
2019年	山形大学医学部医療政策学講座,助教
2020年	東北大学大学院歯学研究科国際歯科保健学分野博士課程修了
2021年	同大学歯学部国際歯科保健学分野,非常勤講師
2021年	山形大学医学部医療政策学講座,講師
2023年	同,准教授(現在に至る)
2023年	神奈川県立保健福祉大学保健福祉学部,非常勤講師

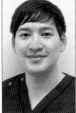
奥山航平
(おくやま こうへい)

2014年	札幌医科大学保健医療学部卒業
2016年	同大学大学院保健医療学研究科修了
2016～18年	慶應義塾大学医学部リハビリテーション医学教室,特任助教
2019～20年	Connect株式会社
2020～22年	株式会社INTEP,リードマネージャー
2022～24年	東京湾岸リハビリテーション病院,理学療法士
2024年	慶應義塾大学医学部リハビリテーション医学教室,理学療法士

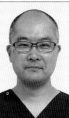
古橋 哲
(ふるはし さとる)

1995年	日本大学医学部卒業
	同大学医学部放射線医学教室,助手
2001年	駿河台日大病院,助手
2008年	日本大学医学部付属板橋病院,助手
2010年	医療法人輝生会船橋リハビリテーション病院
2011年	同,初台リハビリテーション病院
2017年	同,船橋リハビリテーション病院
2019年	上善会かりゆし病院
2021年	同,リハビリテーション部長

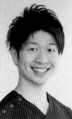
大瀧亮二
(おおたき りょうじ)

2009年	山形県立保健医療大学保健医療学部作業療法学科卒業
	輝生会初台リハビリテーション病院リハケア部
2012年～現在	済生会山形済生病院リハビリテーション部,主任
2017～19年	東北大学大学院医学系研究科修士課程修了
2019～23年	東北大学大学院医学系研究科博士課程修了(医学)
2023年～現在	東北大学大学院医学系研究科,非常勤講師

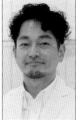
桑江 豊
(くわえ ゆたか)

2002年	沖縄リハビリテーション福祉学院卒業
	社団法人八日会藤元早鈴病院リハビリテーションセンター入職
2010年	社団法人八日会大悟病院通所リハビリテーション
2015年	千葉大学大学院工学研究科人工システム科学専攻,博士(学術)
2016年	社団法人藤元メディカルシステム藤元総合病院通所リハビリテーション
2017年	城西国際大学福祉総合学部理学療法学科,助教
2021年	同,准教授

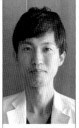
宮﨑裕大
(みやざき ゆうた)

2010年	慶應義塾大学理工学部卒業
2012年	同大学大学院理工学研究科前期博士課程修了
2016年	千葉大学医学部医学科卒業(3年次学士編入)
	横浜市立みなと赤十字病院,初期研修医
2018年	慶應義塾大学医学部リハビリテーション医学教室入局
	済生会東神奈川リハビリテーション病院リハビリテーション科,医師
2019年	慶應義塾大学医学部リハビリテーション医学教室,助教
2020年	東京湾岸リハビリテーション病院リハビリテーション科,医師
2022年	国立精神・神経医療研究センター病院身体リハビリテーション部,医師

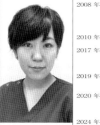
大松聡子
(おおまつ さとこ)

2008年	広島大学医学部保健学科卒業
	おおくまリハビリテーション病院(現はくほう会セントラル病院)
2010年	医療法人穂翔会村田病院,作業療法士
2017年	国立障害者リハビリテーションセンター研究所運動機能系障害研究部,流動研究員
2019年	畿央大学大学院健康科学研究科博士後期課程修了
2020年	国立障害者リハビリテーションセンター病院,再生医療リハビリテーションセンター
2024年	畿央大学ニューロリハビリテーション研究センター,特別研究員/株式会社デジリハ研究部

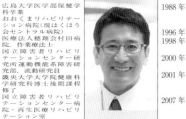
近藤国嗣
(こんどう くにつぐ)

1988年	東海大学卒業
	慶應義塾大学リハビリテーション科入局
1996年	同,医長
1998年	東京専売病院リハビリテーション科,部長
2000年	川崎市立川崎病院リハビリテーション科,医長
2001年	慶應義塾大学リハビリテーション医学教室,非常勤講師
2007年	東京湾岸リハビリテーション病院,院長(現在に至る)
2022年	慶應義塾大学リハビリテーション医学教室,客員教授

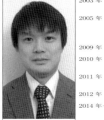
向野雅彦
(むかいの まさひこ)

2003年	九州大学卒業
	慶應義塾大学病院,研修医
2005年	同大学医学部医学研究科博士課程(リハビリテーション医学)/同大学リハビリテーション医学教室
2009年	市川市リハビリテーション病院
2010年	慶應義塾大学月が瀬リハビリテーションセンター,助教
2011年	同大学医学部医学教室,助教
2012年	旭川医科大学病院リハビリテーション科,助教
2014年～	藤田保健衛生大学医学部リハビリテーション医学Ⅰ講座
2018年	同,准教授
2022年	北海道大学病院リハビリテーション科,教授

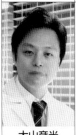
大山彦光
(おおやま げんこう)

2002年	埼玉医科大学医学部医学科卒業
	順天堂大学脳神経内科,レジデント/チーフレジデント
2006年	順天堂大学大学院医学研究科神経学講座,大学院生
2009年	フロリダ大学Movement Disorder Center,リサーチフェロー
2011年	順天堂大学脳神経内科,助教
2014年	順天堂大学脳神経内科,准教授
2024年	埼玉医科大学脳神経内科・脳卒中内科,教授

竹林 崇
(たけばやし たかし)

2003年	川崎医療福祉大学医療技術学部リハビリテーション学科作業療法専攻卒業
	兵庫医科大学病院リハビリテーション部
2016年	吉備国際大学保健医療福祉学部作業療法学科,准教授
2018年	兵庫医科大学大学院医学研究科医科学専攻高次神経制御系リハビリテーション科学修了(博士,医学)
	大阪府立大学地域保健学域総合リハビリテーション学類作業療法学専攻,准教授
2020年	同,教授(2022年から大阪公立大学に大学名変更)

Contents

リハビリテーション医療と
DX（デジタルトランスフォーメーション）

編集／東京湾岸リハビリテーション病院院長　近藤国嗣

**リハビリテーション領域のビッグデータ解析に用いられる
AI・機械学習の動向**　　　　　　　　　　　　　　　宮﨑　裕大ほか　*1*

　　近年リハビリテーション領域においても機械学習が用いられることが増えてきている．本稿では，各アルゴリズムの特徴や注意点，そして先行研究について紹介する．

離島におけるリハビリテーションの現状とDXへの期待　　古橋　　哲　*9*

　　沖縄県八重山医療圏はその地理的特性，歴史的特性から固有の様々な課題を抱える．離島を拠点とするリハビリテーションの一例として紹介し，これからのDXにかける期待につき展望を述べる．

リハビリテーション医療データと費用対効果分析　　　　池田　登顕　*17*

　　リハビリテーション医療分野において，今後重要となる費用効用分析について解説．

失語症診療におけるリハビリテーション医療DXのトピックス
　　　　　　　　　　　　　　　　　　　　　　　　　　　向野　雅彦　*24*

　　失語症診療におけるDXは，STELAなどのデジタル技術による効率的な評価，自主訓練アプリや遠隔リハビリシステムによる訓練機会の拡大，AIを用いた個別化などを通じ，患者のQOL改善に貢献することが期待される．

深層学習による姿勢推定技術を活用した歩行分析の今　　奥山　航平　*30*

　　深層学習を用いた姿勢推定による歩行分析を実施するうえでは，モデルの生成過程を理解し，現状の得手不得手や精度について把握することが求められる．

Monthly Book
MEDICAL REHABILITATION No. 306/2024.10 目次

編集主幹／宮野佐年　水間正澄　小林一成

パーキンソン病におけるリハビリテーション医療DX　　大山　彦光　36

パーキンソン病のリハビリテーションにおいては，遠隔リハビリテーション技術の研究がすでに始まっているが，実用化に向けてはまだ課題も多い．

脳損傷後の視覚評価におけるリハビリテーション医療への応用
　　　　　　　　　　　　　　　　　　　　　　　　　　　大松　聡子ほか　42

脳損傷後に必要な視覚評価を概説し，特に視野障害と半側空間無視・注意障害に焦点を当てて，現状評価と残存機能を把握する追加の評価について紹介する．

脳画像による脳内ネットワークの評価とリハビリテーション医療への応用
　　　　　　　　　　　　　　　　　　　　　　　　　　　大瀧　亮二　53

脳画像を用いたネットワーク解析は様々なものが開発されているが，本稿では臨床現場で一般的に撮像されるT1強調画像を用いて解析可能なdisconnectome解析による病態理解と予後予測について紹介する．

リハビリテーション医療×生成AI：可能性と課題の探究　　桑江　豊　62

生成AIは，パーソナライズされたリハビリプログラム，革新的治療法，患者中心のケアなど，リハビリテーション医療の未来を切り拓く可能性を秘めている．

上肢機能と活動量の定量化のトピックス　　竹林　崇　69

脳卒中後の上肢運動障害に関する評価と予後予測についてDX化でより簡便に出来る可能性がある．上肢運動障害に対する練習装置ReoGo-Jに関する標準的なプログラム作成について示した．

❖キーワードインデックス　前付2
❖ライターズファイル　前付3
❖ピンボード　77
❖既刊一覧　81
❖次号予告　82

読んでいただきたい文献紹介

近年,リハビリテーション医療のデジタルトランスフォーメーション(DX)は,その重要性が特に叫ばれている.しかし,新しい概念のため,リハビリテーション医療に限定したDXの教科書的文献はまだない.

そのような中,リハビリテーション医療におけるDXを推進することに寄与し,学術および科学技術の振興により公衆衛生の向上,医療と産業の発展に寄与することを目的に日本リハビリテーション医療デジタルトランスフォーメーション学会が設立されている.その学術誌である「リハビリテーション医療DX研究」は,本分野における総説,原著論文,実践報告などが掲載されており,現在のリハビリテーション医療におけるDXの取り組みを学ぶことができる.

また最近では,医学雑誌にてリハビリテーションを含む医療DXの特集が発刊されている.

・近藤国嗣:データで見るリハビリテーション医療の現状.リハ医療DX,1(1):1-4,2023.

・川上途行:リハビリテーションチームにもたらすDX効果とは〜現状の課題と未来像〜.リハ医療DX,1(1):8-10,2023.

・特集　DXが理学療法にもたらす未来.理学療法ジャーナル,58(4),2024.

・菊地　眞編,医療DX―進展するデジタル医療に関する最新動向と関連知識―.別冊　医学のあゆみ,2024.

特集／リハビリテーション医療とDX(デジタルトランスフォーメーション)

リハビリテーション領域のビッグデータ解析に用いられるAI・機械学習の動向

宮﨑裕大[*1] 川上途行[*2]

Abstract 第3次AIブームにより，リハビリテーション領域でもAIや機械学習が注目されている．機械学習は，非線形データの解析が可能であるため，臨床データのような非線形データを解析する場合には，線形データを仮定する重回帰分析よりも予測精度が向上する．このように，機械学習は同データであっても予測精度を改善できるため，近年，機械学習により解析を行った報告が増えている．一方で，機械学習も万能ではなく，過学習による未知のデータへの汎用性の低下や，ヒトが学習モデルを理解できないブラックボックス化などの欠点があるため，注意が必要である．本稿では，リハビリテーション領域で用いられる個々の機械学習アルゴリズムの特徴や，先行研究についても検討していく．以前は工学者でなければ困難であった機械学習へのアクセスが，コンピュータの処理能力の向上やプログラミング言語の大衆化により，近年は医療者でも比較的容易になってきたため，今後ますます機械学習を用いた報告が増えていくだろう．

Key words 機械学習(machine learning)，予後予測(prognosis)，ビッグデータ(big data)，AI(artificial intelligence；AI)，脳卒中(stroke)

はじめに

2000年代から始まった第3次人工知能(artificial intelligence；AI)ブームにより，AIや機械学習が再注目され，工学領域のみならず医学領域でも盛んに研究が行われるようになった．リハビリテーション領域では，脳卒中患者などの予後予測において，従来の重回帰分析やロジスティック回帰分析に加えて，AIや機械学習が応用されるようになってきている[1]．そこで本稿では，リハビリテーション領域のAI・機械学習の基礎知識と最新の動向について紹介していく．

AI・機械学習・深層学習とは

図1に示すように，深層学習は機械学習に，機械学習はAIに包含される関係となっている．リハビリテーション領域で古くから用いられてきたステップワイズ法を用いた重回帰分析やロジスティック回帰分析も広義には機械学習に含まれるが，本稿ではこの2つの解析法は機械学習に含めないものとする．

機械学習の最大の利点は，複雑な非線形データを解析できることである．リハビリテーション領域の予後予測で多く用いられてきた重回帰分析は，線形データの解析を仮定したモデルである．そのため，臨床データのような非線形データの解析に用いた場合，予測精度が低下するという問題があった[2]．一方，機械学習は，ノイズに強く，非線形データの解析が可能であるため，重回帰分析よりも予測精度が向上すると考えられており[2]，多くの研究で用いられるようになっている．

[*1] Yuta, MIYAZAKI, 〒187-8551 東京都小平市小川東町4-1-1 国立精神・神経医療研究センター病院身体リハビリテーション部，医師
[*2] Michiyuki, KAWAKAMI, 慶應義塾大学医学部リハビリテーション医学教室，准教授

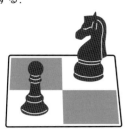

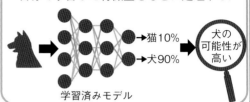

図 1. AI・機械学習・深層学習の包含関係

機械学習を用いる上で注意すべきこと

機械学習は先述したように,従来の統計手法よりも予測精度が高いという利点があるが,一方で注意しなければならない点も存在する.実臨床で機械学習を用いる際に,特に注意が必要な点として,本稿では「過学習」と「ブラックボックス化」に着目する.

1. 過学習

機械学習では,モデルが学習データを繰り返し学ぶことで,学習データの傾向に沿うように適応し,データの予測精度を向上させる.しかし,モデルが学習データに過剰に適応してしまう過学習が生じると,学習データ以外への汎用性が失われ,未知のデータに対する予測精度(汎化性能)が低下することが知られている[3].そのため,過学習の有無の評価のために,学習データ以外の未知のデータを用いてモデルの汎化性能を評価することが重要である.しかし,リハビリテーション領域の研究報告では,学習データに対する予測精度のみを評価し,汎化性能の評価をしていないものも散見されるため注意が必要である.そして,機械学習を用いた研究計画を立てる際には,過学習をきちんと評価することが重要である.過学習の生じやすさは,機械学習のモデル(アルゴリズム)により異なるが,各アルゴリズムの詳細については後述する.

では,過学習を防ぐためにはどのような方法があるだろうか.過学習を防ぐためには,十分な数の学習データを用いること,過学習が生じる前に学習を打ち切ること(早期終了:early stopping)などが必要である[2].そして,過学習を防ぐためには,学習する際に少なくとも数百以上のサンプル数が必要だとも報告されている[4].しかし,実臨床で数百症例におよぶ欠損値の少ないデータを後方視的に収集することは容易ではないため,あらかじめしっかりとした研究計画を立てておくことが重要である.さらに,サンプル数が少ない研究で予測精度が高い場合は,過学習が生じている可能性が否定できないため,汎化性能の評価が重要となる.

2. ブラックボックス化

決定木・回帰木を除く機械学習は,複雑な数学的手法を用いているため,機械学習が確立したモデルをヒトが理解できないというブラックボックス化が生じる[5].機械学習は重回帰分析よりも予測精度が高い一方で,このブラックボックス化により,臨床で重要となる予測因子の検討が困難となる.近年,工学領域でブラックボックス化を改善する試みがなされているため[5],今後の研究報告が待たれる.

表 1. リハビリテーション領域において用いられる機械学習アルゴリズムの特徴

アルゴリズム名	回帰	分類	利 点	欠 点
重回帰分析	○		各説明変数の学習モデルへの寄与率を計算できる.	非線形データでは予測精度が低下する可能性がある.
ロジスティック回帰分析		○	各説明変数の学習モデルへの寄与率を計算できる.	分類が難しいパターンも存在する.
決定木・回帰木	○	○	ヒトが学習モデルを理解できる.	過学習を起こしやすく,汎化性能が低下しやすい.
サポートベクターマシン	○	○	比較的過学習を起こしにくく,カーネル法により非線形データも解析が可能である.	学習モデルがブラックボックス化し,ヒトが理解できない.
ニューラルネットワーク	○	○	複雑な非線形データも解析が可能である.	学習モデルがブラックボックス化し,過学習も起こしやすい.
アンサンブル学習	○	○	適切にハイパーパラメータの調整を行えれば,予測精度が改善できる.	学習モデルがブラックボックス化し,過学習も起こしやすい.
ディープニューラルネットワーク（深層学習）	○	○	画像や時系列データなどの非常に複雑なデータも解析が可能である.	学習に多くのサンプル数,高性能コンピュータが必要である.

リハビリテーション領域において用いられる機械学習アルゴリズム

広義の機械学習には,いくつかのアルゴリズムがある.リハビリテーション領域で古くから用いられてきたアルゴリズムとして,重回帰分析,ロジスティック回帰分析,決定木・回帰木がある.近年はサポートベクターマシン,ニューラルネットワーク,アンサンブル学習,深層学習（ディープニューラルネットワーク）といったアルゴリズムもよく用いられる.そこで,各アルゴリズムの特徴を表1にまとめた.

1. 重回帰分析

退院時 functional independence measure（FIM）合計点などの予測でよく用いられるのが重回帰分析である.重回帰分析では,予測モデルに対する各説明変数の寄与率が計算できるという利点がある.この利点を用いて,入院時FIMよりも体幹機能が退院時FIMの予測モデルに大きな影響を与えることを報告した研究[6]がある.一方,重回帰分析の欠点として,臨床データのような非線形データを解析すると予測精度が低下することが知られている[2].

2. ロジスティック回帰分析

自立・非自立など2値のデータを目的変数とする際によく用いられるのがロジスティック回帰分析である[7].ロジスティック回帰分析も,予測モデルに対する各説明変数の寄与率が計算できる.ロジスティック回帰分析と機械学習の予測精度を比較したシステマティックレビューによると,バイアスが大きい研究では機械学習はロジスティック回帰分析よりも予測精度が高かったが,バイアスが小さい研究では,決定木を除く機械学習がロジスティック回帰分析よりも予測精度が高いという根拠はなかったと報告している[8].つまり,バイアスを小さくできればロジスティック回帰分析も機械学習と同程度に有効な場合もあるため,引き続き検討する必要がある.

3. 決定木・回帰木

決定木・回帰木の最大の特徴は,結果が樹形図で表現されるため,予測モデルの解釈が容易な点である.一方,モデルを学習する際に適切にハイパーパラメータの設定を行わないと,容易に過学習を起こし汎化性能が低下する.また,システマティックレビューでは,決定木はロジスティック回帰分析やその他の機械学習アルゴリズムよりも

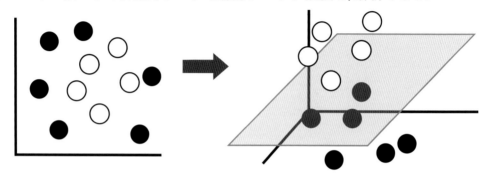

図 2. サポートベクターマシン

予測精度が低いことが報告されている[8]．リハビリテーション領域の一部の先行研究では，学習データに対する高い予測精度のみを報告し，汎化性能を評価していない研究も散見されるため，過学習の有無に注意する必要がある．

4．サポートベクターマシン

サポートベクターマシンは，サポートベクトルと境界線とのマージンが最大化するように学習するアルゴリズムである(**図 2-a**)．本アルゴリズムは，線形データの解析に加え，非線形データもカーネル法により線形データに変形することで，解析可能となる[9](**図 2-b**)．また，過学習を起こしにくく，ハイパーパラメータも少なく比較的扱いやすいため[9]，リハビリテーション領域の先行研究での報告も多い[7]．欠点として，ブラックボックス化により，予後予測因子の検討が難しい点がある．

5．ニューラルネットワーク・
　深層学習(ディープニューラルネットワーク)

ニューラルネットワークは神経細胞ネットワークを模したアルゴリズムである．ニューラルネットワークの歴史は古く，リハビリテーション領域でも1997年には報告されている[3)10]．ニューラルネットワークは，入力層，中間層，出力層の3種類で構成され，複雑な非線形データの解析に適している．特に中間層が複数になったものは，深層学習(ディープニューラルネットワーク)と定義される(**図 3**)．一方で，ニューラルネットワークは，過学習を非常に起こしやすい．また，複雑なアルゴリズムであるため，ブラックボックス化してしまい，ヒトが学習モデルを理解することが困難となる．

深層学習は，画像や時系列データなど非常に複雑なデータの解析が可能であるという特長があ

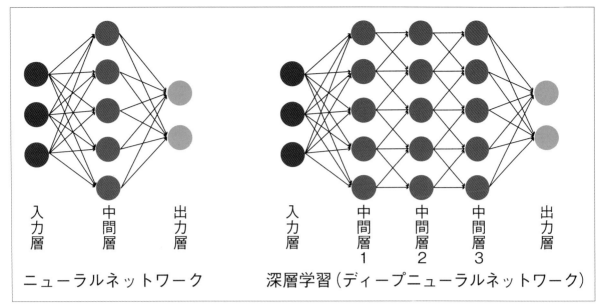

図 3. ニューラルネットワークと深層学習
神経細胞がモデルで，複雑な非線形データを解析可能である．

る．一方で，深層学習を学習させる際には，10万～100万単位の膨大なデータ，つまりビッグデータが必要となる．近年の深層学習の急速な発展は，本来画像処理専用の graphics processing unit(GPU)を深層学習の解析に応用できるようになったことで，スーパーコンピュータ並みの性能のコンピュータを安価に利用できるようになったことや，インターネットの普及により画像やテキストデータなどのビッグデータに容易にアクセスできるようになったことが大きい．一方で，リハビリテーション領域では，患者の個人情報がインターネット上に公開されることはほとんどなく10万単位の膨大な症例数を集めることは現実的ではない．そのような中でも深層学習を使用したい場合には，必要なサンプル数を削減するための手法が必要である．例えば，画像の深層学習では，転移学習やデータ拡張(data augmentation)といった手法がある．転移学習は，既存の深層学習モデルを，自身の研究に応用することで，学習に必要なサンプル数を削減する方法である．データ拡張は，学習データに用いる画像に拡大縮小や回転などの処理を行うことで，コンピュータに別の画像データとして認識させ，人為的にデータを水増す方法である．しかし，これらの手法を用いたとしても，やはり深層学習には多くのサンプル数が必要である．そのため，サンプル数が十分でない場合には，新規に深層学習を学習することは困難な場合が多い．そのような場合には，深層学習ではないほかの機械学習で解析できるようにデータを加工することも1つの選択肢である．

6．アンサンブル学習

アンサンブル学習は，決定木など予測精度の低いアルゴリズムを複数用い，多数決を行うことで予測精度の改善を得る手法である(**図 4**)．予測精度が高いことから，リハビリテーション領域の研究でも用いられている．一方，多数決の過程でブラックボックス化が生じてしまうことや，ハイパーパラメータの調整によっては過学習を起こしやすいという欠点がある．

リハビリテーション領域の機械学習

リハビリテーション領域では，脳卒中患者の予後予測において機械学習が多く用いられている．1990年～2019年までの機械学習を用いた脳卒中

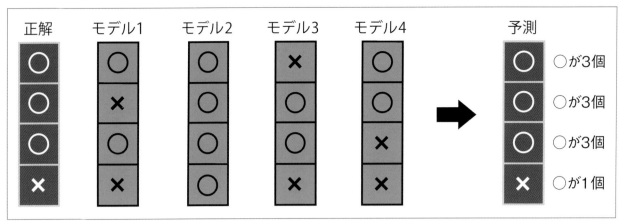

図 4. アンサンブル学習
決定木のような予測精度の低い予測モデルでも，多数決により予測精度を改善できる．

患者の予後予測研究のシステマティックレビュー論文によると，2014年頃は死亡率の報告が多かったが，近年は機能的予後予測の報告が多くなっている[1]．ほかの研究では，ADLの機能的予後予測の先行研究として，FIMが1論文，modified Rankin Scale(mRS)が6論文，Barthel Indexが1論文報告されているが，先行研究では学習に用いた症例数が少ない傾向にあると報告されている[11]．

2022年の脳卒中患者のリハビリテーション治療後の予後予測に関するシステマティックレビューでは，19論文中の31の学習モデルのうち，14モデルは症例数が100例以下だったが，7モデルは1,000例以上で学習したと報告している[7]．例えば，急性期脳卒中患者2,604例の入院時臨床所見から，退院時のmRSでADL自立の可否を予測した研究では，アルゴリズムとしてロジスティック回帰分析，ランダムフォレスト，ディープニューラルネットワーク，ASTRALスコアを用いて予後予測を行っている．その結果，ディープニューラルネットワークのAUCが0.888と予測精度が最も高かった[12]．筆者らのグループでは1,046名の回復期脳卒中患者を対象に，入院時患者背景因子やFIMという簡便な臨床所見から，重回帰分析に加えて，回帰木，サポートベクターマシン，ニューラルネットワーク，アンサンブル学習，ガウス過程回帰といった機械学習アルゴリズムを用いて，退院時FIM合計点およびFIM利得の予後予測を行った[13]．この研究では，ガウス過程回帰での運動項目合計点の決定係数が0.81，FIM利得の決定係数が0.54であり，重回帰分析のそれぞれの決定係数0.70および0.22より改善した．これらの決定係数は，麻痺の重症度などの臨床指標を用いていないにも関わらず，重回帰分析の先行研究をまとめたシステマティックレビューのFIM合計点の決定係数の平均0.65(0.35-0.82)，FIM利得の決定係数の平均0.22(0.08-0.40)[14]よりも改善を認めているため，機械学習が有用であることがわかる．

それでは，リハビリテーション領域では，どのアルゴリズムがよく使用されているのであろうか．先のシステマティックレビューでは，重回帰分析が12モデル，ロジスティック回帰分析が8モデルと多く，ついでサポートベクターマシンとparallel cascade identificationがそれぞれ3モデル，ニューラルネットワークは2モデルと報告されている[7]．このように，未だ重回帰分析やロジスティック回帰分析の報告が多いことから，機械学習アルゴリズムを用いることでさらなる予測精度の改善が期待できる．

リハビリテーション領域における機械学習の今後の展望

　機械学習は，これまでプログラミングを得意とする工学者のものというイメージがあり，医療者には敷居が高かった．しかし，近年では，コンピュータの処理能力の向上や，Pythonなどの無料のプログラミング言語の大衆化により，医療者も機械学習を検討しやすい時代になってきている．機械学習を用いる際には，十分なサンプル数を収集し過学習を予防するなどの注意点はあるものの，機械学習が予測精度を改善できる可能性は高く，医療者が機械学習を検討する価値は十分にある．そして，近年リハビリテーション領域における機械学習を用いた研究は，脳卒中患者に加えて，大腿骨骨折患者[15]や，脊髄損傷患者[16]での報告も増えていることから，今後もますます増えていくだろう．

文　献

1) Wang W, et al：A systematic review of machine learning models for predicting outcomes of stroke with structured data. *PLoS ONE*, **15**：e0234722, 2020.
2) Moon S, et al：Artificial neural networks in neurorehabilitation：A scoping review. *NeuroRehabilitation*, **46**：259-269, 2020.
3) Oczkowski WJ, et al：Neural network modeling accurately predicts the functional outcome of stroke survivors with moderate disabilities. *Arch Phys Med Rehabi*, **78**：340-345, 1997.
4) Raudys SJ, et al：Small sample size effects in statistical pattern recognition：recommendations for practitioners. *IEEE Trans Pattern Anal Mach Intell*, **13**：252-264, 1991.
5) Azodi CB, et al：Opening the black box：Interpretable machine learning for geneticists. *Trends Genet*, **36**：442-455, 2020.
6) Miyazaki Y, et al：Comparing the contribution of each clinical indicator in predictive models trained on 980 subacute stroke patients：a retrospective study. *Sci Rep*, **13**：12324, 2023.
7) Campagnini S, et al：Machine learning methods for functional recovery prediction and prognosis in post-stroke rehabilitation：a systematic review. *J Neuroeng Rehabil*, **19**：54, 2022.
   Summary　機械学習による脳卒中後リハビリテーションの予後予測のシステマティックレビューでわかりやすい文献．
8) Christodoulou E, et al：A systematic review shows no performance benefit of machine learning over logistic regression for clinical prediction models. *J Clin Epidemiol*, **110**：12-22, 2019.
9) Cervantes J, et al：A comprehensive survey on support vector machine classification：Applications, challenges and trends. *Neurocomputing*, **408**：189-215, 2020.
10) Sonoda S, et al：Changes in impairment and disability from the third to the sixth month after stroke and its relationship evaluated by an artificial neural network. *Am J Phys Med Rehabil*, **76**：395-400, 1997.
11) Mainali S, et al：Machine learning in action：stroke diagnosis and outcome prediction. *Front Neurol*, **12**：734345, 2021.
12) Heo J, et al：Machine learning-based model for prediction of outcomes in acute stroke. *Stroke*, **50**：1263-1265, 2019.
13) Miyazaki Y, et al：Improvement of predictive accuracies of functional outcomes after subacute stroke inpatient rehabilitation by machine learning models. *PLoS ONE*, **18**：e0286269, 2023.
    Summary　回復期脳卒中患者において，機械学習が重回帰分析よりも予後予測精度を改善することを明らかにした．
14) Meyer MJ, et al：A systematic review of studies reporting multivariable models to predict functional outcomes after post-stroke inpatient rehabilitation. *Disabil Rehabil*, **37**：1316-1323, 2015.
    Summary　重回帰分析による脳卒中患者の予後予測のシステマティックレビューであり，予測因子も分析されている．
15) Shtar G, et al：Using machine learning to predict rehabilitation outcomes in postacute hip fracture patients. *Arch Phys Med Rehabil*, **102**：386-394, 2021.
16) Kato C, et al：Functional outcome prediction after spinal cord injury using ensemble machine learning. *Arch Phys Med Rehabil*, **105**：95-100, 2024.

Monthly Book Orthopaedics

2024年5月増大号 Vol.37 No.5

医師とセラピストをつなぐ スポーツエコー活用

編集企画　岩本 航
（江戸川病院スポーツ医学科部長）

Web動画付

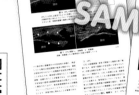

スポーツ診療現場で普及が広がるエコーを診療コミュニケーションのツールとして、より高度に、より快適に使いこなすための、"＋αの活用術"を惜しみなく伝える1冊。
手技の理解を助ける65本のweb動画付！

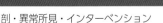

定価 6,270円（本体 5,700円＋税）
B5判　214ページ

もくじ紹介

- 手関節のスポーツ診療に役立つ超音波解剖・異常所見・インターベンション
- 手関節のスポーツ障害に対するエコーを活用したリハビリテーション
- 肘関節のスポーツ診療に役立つ超音波解剖・異常所見・インターベンション
- 肘関節のスポーツ障害に対するエコーを活用したリハビリテーション―投球障害肘の内側部障害に着目して―
- 肩関節のスポーツ診療に役立つ超音波解剖・異常所見・インターベンション
- 肩関節のスポーツ障害に対するエコーを活用したリハビリテーション
- 胸郭出口症候群の診療に役立つ超音波解剖・異常所見・インターベンション
- 胸郭出口症候群に対するエコーを活用したリハビリテーション
- 腰・殿部のスポーツ診療に役立つ超音波解剖・インターベンション
- 腰・殿部痛に対する超音波を活用したリハビリテーション
- 股関節のスポーツ診療に役立つ超音波解剖・異常所見・インターベンション
- グロインペインに対するエコーを活用した運動療法
- 膝関節のスポーツ診療に役立つ超音波解剖・異常所見・インターベンション
- 運動器エコーを活用した大腿四頭筋セッティング
- 膝関節の内側部痛・外側部痛に対するエコーを活用したリハビリテーション
- 足関節捻挫の診療に役立つ超音波解剖・異常所見・インターベンション
- 足関節捻挫に対するエコーを活用したリハビリテーション
- スポーツによる足関節後方障害の診療に役立つ超音波解剖・異常所見・インターベンション
- スポーツによる足部後方障害に対するエコーを活用したリハビリテーション
- 肉離れの診療に役立つ超音波解剖・異常所見
　―ハムストリング近位部損傷；医師および理学療法士の評価すべき点―
- スポーツ障害に対するエコーを活用したPRP療法について

全日本病院出版会　〒113-0033　東京都文京区本郷 3-16-4　Tel：03-5689-5989
www.zenniti.com　Fax：03-5689-8030

特集／リハビリテーション医療とDX(デジタルトランスフォーメーション)

離島におけるリハビリテーションの現状とDXへの期待

古橋 哲*

Abstract 我が国は1万4千を超える様々な島で構成される島嶼国であるが，離島で運営される回復期病棟はごく少数に留まる．島嶼地区の生活はその地理的特性，歴史的特性から独特の個性を有し，また少子化時代の問題に内地に先んじて直面している．本稿では離島におけるリハビリテーション医療の現況を筆者が勤務する沖縄県八重山地方を例に紹介し，医療DXの導入にどのような期待を寄せているかを述べる．八重山地方が抱える問題点としては住民が広域に散在するため物流，移動が不安定で高コストであること，人口密度が低いため必要な医療介護サービスが十分に行き届かないこと，風土に対応した伝統的家屋のつくりが特有の高いバリアとなり得ることなどが挙げられるが，歴史的経緯による顕著な貧困問題も常に根底にある．DXはこれらの諸問題を解決し得るポテンシャルを有することが地域でも認識されており，大きな期待を集めている．

Key words 離島医療(medicine at remote areas and isolated islands)，地域医療(community medicine)，医療DX(medical digital transformation)

はじめに

我が国は1万4千を超える様々な島で構成されるが，内地と陸路の連絡がない離島で運営される回復期病棟は沖縄本島，奄美大島，宮古島，種子島などごく僅かである．本稿では離島におけるリハビリテーション医療の現況を筆者が勤務する沖縄県八重山地方を例に紹介し，医療DXの導入にどのような期待を寄せているかを述べる．回復期病棟の80.9％に電子カルテが導入されているとされるが[1]筆者の勤務先は電子カルテ導入からようやく1年が経過したばかりであり，残念ながらDXについてはまだその端緒にも触れた経験がない．このため言葉は良くないが群盲評象の一文となってしまうことをご容赦願いたい．

八重山地方について

八重山地方は日本最南端，最西端の有人島を含む32の離島で構成される島嶼地区(**図1, 2**)である．行政区分として地域の中心となる石垣島および尖閣諸島からなる石垣市，西表島など個性豊かな多くの離島で構成される竹富町，台湾にほど近い与那国島の与那国町で構成される．新石垣空港が主要空港に直行便を持つアクセスの良さからから石垣島および近隣の孤島感は強くはないものの，沖縄県庁より隣国の首都が100 km以上も近い辺境地区である．

八重山医療圏として人口約5万3千人を抱える．出生率の高さと移住による社会増から高齢化率は全国平均(29.0％)より低く(22.3％)穏やかな人口増加にあるものの，地域による差が目立ってきている[2]．主な医療機関として基幹となる沖縄県立

---

* Satoru HURUHASHI, 〒907-0024 沖縄県石垣市新川2124 上善会かりゆし病院リハビリテーション部，部長

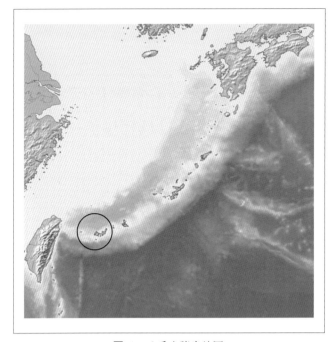

図 1. 八重山諸島地図
(CC 表示-継承 3.0, https://commons.wikimedia.org/w/index.php?curid=490055)

八重山病院(302床),石垣島徳洲会病院(62床),筆者の勤務する上善会かりゆし病院(110床)の3病院が石垣市にあり,回復期病棟は当院の44床のみである.沖縄本島や竹富町には県立病院の4つの附属診療所(小浜,波照間,西表西部および大原),2つの町立診療所(竹富,黒島)が,与那国町には町が開設し公益社団法人地域医療振興協会が運営する与那国町診療所があり,いずれも無床である.

県立八重山病院は各疾患別リハビリテーション施設基準を満たし,急性期リハビリテーションを提供している.急性期治療を終え退院支援を必要とする症例は当院回復期病棟に移り,入院リハビリテーションを受ける.当院であっても訓練に関わるスタッフ数は十分ではなく,病棟への集中活用のため外来および訪問リハビリテーションの提供は限定的である.整形外科開業医による外来訓練,訪問看護ステーションによる訪問訓練も一部で行われるが件数は多くはない.退院先選定に支援を必要とする症例,車両運転再開や職業復帰に専門的評価を必要とする症例も主に当院が支援している.介護施設は75歳以上1千人あたりの全国平均を上回る数がある[2]が,常に職員数不足が問題となっており需要を満たしている印象は乏しい.特に石垣市の人口密度が高い地区を除く地域では,介護保険料を納めているにもかかわらず求めるサービスが地元に存在せず,恩恵をほとんど得られないという大きな問題がある.

八重山地域の抱える問題点

回復期病棟専従医としての当地での5年間の経験を通じ,筆者が感じる離島におけるリハビリテーション医療の問題点について述べる.僻地医療の課題として一般には医師不足や都市部との医療格差が挙がることが多いが,個人的には常に根底にあるのは当地の貧困問題であると感じている.

1. 地理的特性

当地は国境付近の広大な海域に12の有人島が点在する島嶼地区であり,人口密度は八重山医療圏全体で89.9人/km^2,竹富町においては11.8人/km^2と全国平均の338.2人/km^2を顕著に下回る[2].物流の多くを船便に頼り輸送コストは常に高く,首都圏に福祉用具を発注すると発送から石垣港到着まで最短でも1週間は必要となる.離島への手配にはさらに予測の難しい追加期間を要する.小

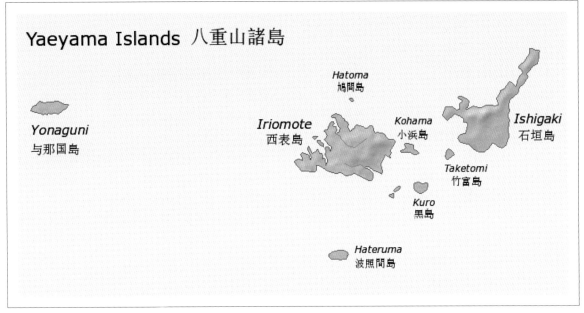

図 2. 八重山諸島詳細図
(Jackopoid-Image：Topographic30deg_N30E120.png, Image：Topographic30deg_N0E120.png, CC 表示-継承 3.0, https://commons.wikimedia.org/w/index.php?curid=19449046 による, 一部改変)

規模な事業所には利用頻度の少ない在庫を抱えるリスクは高く, 汎用品であっても需要への即応が難しい. リクライニング車椅子やシャワーキャリーの必要性が予測される場合, 初回カンファレンスから担当ケアマネジャーに情報共有を図っておく配慮が求められることを苦い経験より学んだ. 台風の時期は大幅な配送遅延も珍しくなく, 一部地域で介護用ベッドの在庫が払拭するなど予想外の事態も起き得る. 階段昇降機などメンテナンスが欠かせない一部の機器は代理店が地域に存在せず利用不可能であるが, これは塩害や紫外線による製品の経年劣化が激しい当地の特色を嫌う影響もあると思われる.

人口密度の低さから地域の介護保険リソースが乏しい点も大きな問題となっている. 介護保険料を納めているにもかかわらず地元にサービスが存在しないためその恩恵を得られない, 島民すべてがいわゆる介護難民である地域がある. 地域格差は島内であっても大きく, 最も恵まれているはずの石垣市でも人口の少ない北部はむしろ周辺離島より状況が厳しい. 圏内の入所施設はほぼすべてが石垣島に集中しており, ほかは特別養護老人ホームが西表島, 与那国島にそれぞれ 1 施設あるのみであり, 与那国島の施設は最近閉鎖が決定した. 島民が長年住み慣れた「生まれ島」を最後に離れなければならなくなる大きな要因である. 陸路でつながっておらず出入りに海上移動が必須な集落, 住民が 10 名程度で定期航路で結ばれていない島といった隔絶された環境もありすべての地域で問題を解決することは難しいものの, 社会保障の公平性が担保されているのか, 住民の基本的人権が十分に尊重されているのか疑問を覚えるケースもある.

2. 医学的格差

八重山医療圏の人口 10 万人あたり医師人員数は 150.2 人であり全国平均の 281.2 人を大きく下回る[2]. 県立病院により拡充が図られているものの地域に検査治療設備や専門医の常駐がなく, 沖縄本島に通院を続ける症例も少なくない. 悪性腫瘍の対応も行われているが手術ができない臓器もあり, また放射線治療設備を欠く. 集学的治療を必要とする急患空輸は海上保安庁および自衛隊が担い, 周辺離島から石垣島へ, 石垣島から沖縄本島への搬送が随時行われている. 天候や交通費負担が転帰を左右しかねない地域である.

3. 風土による特色

特に高齢者は伝統的なつくりの家屋に居住されていることが多く，環境調整に独特の配慮を求められる．伝統的な沖縄住宅には玄関がなく縁側から直接出入りする構造のため，車椅子での出入りには長大なスロープを必要とする．屋内外の仕切りがなく空調が利用できなかったり，屋内の様子が往来からすべて視認できてしまうためポータブルトイレ周囲にスクリーンを必要としたり，伝統的な部屋の意味づけから居室へのベッド設置が許されない場合がある．最もハードルが高いのはトイレや浴室が母屋外に設けられている場合で，トイレ使用再開に屋外不整地歩行能力を必要とする．台風来襲時には1週間近く訪問系サービスがすべて止まる恐れがあり，生活の尊厳が損なわれるだけでなく時に生命維持に危険が及ぶ．停電の際に医療機器が利用できない，雨漏りや風の吹き込みが避けられないなど懸念が大きい居宅の場合，事前に避難所や医療介護施設への収容が検討される．未舗装路が外出を阻害することもあり，集落全域が未舗装のため車椅子での外出が不可能となった例も経験した．しかし医療側の初見の印象だけで患者家族が長年続けている生活を否定し，敬意を欠く現状変更を強いることは厳に戒めるべきである．

4. 貧困問題

沖縄県の平均給与は252万円と全国最下位で，全国平均の458万円と明らかな格差がある[3]．1人あたり市町村民所得は沖縄県平均225万円に対し石垣市は206万円に留まり，与那国町の358万円，竹富町の231万円よりさらに著しく低い[4]．沖縄県の貧困問題には様々な歴史的要因が指摘されているが，相対的に給与が低く非正規雇用が多いサービス業が84.2%と優位な産業構造にあり非正規職員率43.1%が全国1位[5]であること，昨今のコロナ禍の影響を困窮家庭ほど強く受けたこと[6]も大きい．離婚率と出生率の高さ[7]から母子世帯出現率2.6は全国1位であり，子どもの相対的貧困率は全国平均13.5%に対し29.9%ときわめて高く[8,9]，貧困の連鎖が懸念される．一方で生活保護率は全国3位[10]，就学援助率が全国2位[11]に留まる点は必要な支援が十分に届いていない実感と矛盾しない．ヤングケアラーの問題は県も重視しているが，上記構造や当事者の問題意識からも解決は一筋縄ではいかないだろう．島民の抱える問題の根本には常にこの貧困問題が潜んでいる印象があり，全国一律である回復期病棟入院医療費の負担にも配慮を求められるのが日常である．

DXへの期待

以上のような問題を抱える八重山地方はDXへの期待が大きい．竹富町と与那国町はシステムの共同化によるスケールメリットでコストダウンを図るなど，特にDX推進に積極的に取り組んでいるようである（図3）．これまで地域全体の情報通信基盤の弱さが足枷となっていたが，昨年より民間事業者の共同敷設による新しい光海底ケーブルの運用が始まりようやく安定した高速大容量の通信環境がもたらされた．2022年の竹富町のアンケートによると地域住民のスマートフォン普及率は84%に達し，70.6%が日常的にインターネットを利用していると回答しており基本的な受け皿は整いつつあるようだ[12]．しかしテレビやラジオでさえ視聴の難しい地域が残っている現状もあり，個人，地域のデジタルデバイドがさらに拡大する懸念は残る．地域の特性からデジタル田園都市国家構想はその基本的な部分でも恩恵が多い．町役場の窓口のみならずコンビニエンスストアへのアクセスも石垣島への渡航が必要な竹富町民にとっては，行政相談や手続きが自宅で可能となれば特に福祉介護領域で大きな負担軽減となり，サービス受給のハードルを大きく下げると期待される．スマートヘルスケア，教育ICTの活用は貧困問題の影響を一部改善できる可能性があり，最高標高15mにも満たない島々では災害レジリエンスの強化も切実な問題である[13]．住民300人あまりで年間50万人の観光客を受け入れる竹富島，世界自然遺産への登録で自然環境の過負荷が顕在化した西

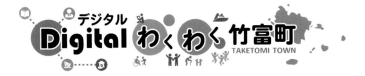

図 3. 竹富町 DX 推進計画

（文献 12 より引用）

表島など，オーバーツーリズムへの対応にも DX の寄与が期待される．

医療介護領域では早い時期よりオンライン診療支援に実績がある．離島診療所で 1 人診療にあたる若い医師の負担軽減や教育機会の維持を図るため，離島診療所と県立沖縄中部病院の指導医を結ぶ D to D（D；Doctor）のコンサルトシステムが 1995 年より稼働していることが報告されている[14]．当院でもコロナ禍により離島在住のご家族，在宅支援スタッフとの面談をオンライン会議で置き換えることを積極的に試みている．特に石垣島から遠く海路の欠航も多い波照間島はこの恩恵が大きく，現地の小規模多機能施設が仲介の労を執っていただけることもあり診療所スタッフにもご参加頂けるようになった．D to P with D/N/CM（P；Patient，N；Nurse，CM；Caremanager）

第2節 基本方向と未来像

(1) 暮らしDX（暮らし・医療・福祉）

ありたい未来像	具体的な取り組み内容
役場との距離が近くなる	いつでもどこでも行政手続、町民の声を反映した町政運営。離島割引カードとの統合等、マイナンバーカードによる利便性向上。
誰一人取り残されない町	デジタルデバイド（デジタル活用が困難な方等）対策の徹底。地域DX人材の育成によるデジタル活用支援を推進。
ずっと健康で生き生き	子どもから高齢者まで町民の安全・安心の暮らしを支える。遠隔診療の導入、介護・福祉サービスの均一化を推進。

(2) 教育DX（教育・歴史・文化）

ありたい未来像	具体的な取り組み内容
子どもの教育活性化	地域交流や国際交流の実現に向けた教育DX推進計画（仮称）。すべての子どもたちが能力を伸ばせる学習環境整備の推進。
大人の学習活性化	社会人に向けたオンライン教育機会の創出や環境整備推進。新しい働き方の創出に向けたテレワーク環境の整備推進。
みんなの学びが活性化	町内の島・地域間同士の様々な生涯学習や交流機会の創出。自然や歴史、文化、方言の記録・保存・継承。

(3) 交流DX（産業・観光・交流）

ありたい未来像	具体的な取り組み内容
豊かな竹富町	デジタル化により「稼ぐ力」を身につける全ての産業支援。キャッシュレス利活用等、産業のデジタル化支援。
竹富町ファンが世界中に	竹富町各島の特性や魅力を世界へ発信。様々なデジタル技術を用いて情報発信や交流。
地域・世界と繋がる竹富町	デジタルや交流拠点を活用し町民と町外の人との交流促進。ワーケーション施設整備促進等、交流機会を創出。

(4) 地域特性DX（インフラ・防災・行政）

ありたい未来像	具体的な取り組み内容
いつでも・どこでもつながる	デジタルの恩恵をいつでも・どこでも受けられる環境整備。デジタルインフラ整備や利活用への支援を推進。
どこでも安全・安心	いつでも・どこでも町民の安全・安心を守る。災害時の情報収集や災害対策、防災・減災、防犯を推進。
町民が誇りに思う行政	町民の声を踏まえた町政運営と徹底した個人情報の保護。業務の抜本的見直しによる効率化・高度化を推進。

図3のつづき．竹富町DX推進計画

（文献12より引用）

といったこのような場には，ご自身では通信のセットアップが難しかったり往復の交通費を負担に感じるご家族や知人の参加も促すことができ，担当ケアマネジャーが必要と感じる参加者を一堂に集めることで情報共有の質と量の向上が感じられる．

国土交通省国土政策局離島振興課が実施しているスマートアイランド推進実証調査は，ICTやドローンなどの新技術の導入で離島地域の課題解決を図る先進的な試みを支援する制度で，例年様々な興味深い取り組みが検証されている[15]．令和2年度に選定された試みの1つにTRIMetバーチャル鳥羽離島病院実証プロジェクトがある（図4）．これは鳥羽市離島4島の診療所と内地の鳥羽市立診療所3施設の計7診療所にクラウド型電子カルテと遠隔診療支援システムを一括導入しオンライ

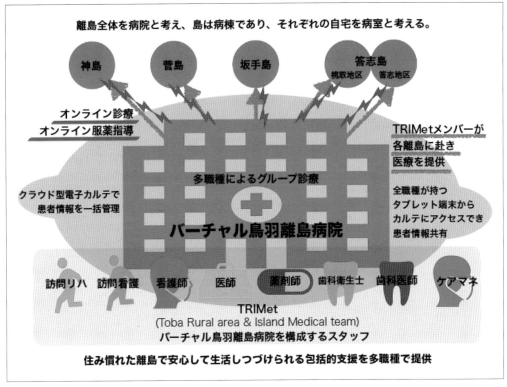

図 4. TRIMet バーチャル鳥羽離島病院実証プロジェクト

ングループ診療が行える環境を整備したもので，地域に分散する医療資源を効率的かつ低コストに共用することや，海況不良や医師不在など不測の事態での医療の継続性を確保することを狙ったモデルであった．八重山医療圏では常に県立病院が中心的な役割を担っているが，単独で様々なニーズに応え続けることは負担が大きく，石垣市の医療資源の有効活用にもつながりにくい．地域の様々な施設に散在する資源を有機的に結びつけるこのような「バーチャル離島病院」構想こそ，当地の問題解決の1つのかたちを示すように思われる．

おわりに

以上，八重山地区のリハビリテーション医療を例に島嶼地区における地域医療の抱える難しさを紹介し，我々が今後のDXにかける期待について述べた．離島は都市部に先んじ1950年代から人口減少や高齢化が進んでおり，我が国が抱える困難が先んじて顕在化する小さくも最先端の環境である．医療DXに限らず島嶼地区の問題に，より多くの目が向けられることを期待したい．

文　献

1) 宮井一郎：回復期リハビリテーション医療における digitization, digitalization, digital transformation (DX) の現状と道程．リハビリテーション医療DX研究，1(2)：33-36，2023．
2) 総務省統計局・国勢調査（令和2年）．2020．
3) 国税庁：民間給与実態統計調査．2022．
4) 沖縄県企画部統計課：令和3年度沖縄県市町村民経済計算．2021．
5) 総務省統計局：就業構造基本調査／平成29年就業構造基本調査／結果の要約・概要・主要統計表．2017．
6) 沖縄県文化観光スポーツ部観光政策課：令和2年度沖縄県観光産業実態調査．2020．
7) 総務省統計局：社会・人口統計体系／社会生活統計指標—都道府県の指標．2020．
8) 厚生労働省：令和元年国民生活基礎調査．2019．
9) 沖縄県子ども生活福祉部：平成27年度沖縄県子

どもの貧困実態調査. 2015.
10) 厚生労働省保護課：被保護者調査（月次調査）. 2023.
11) 文部科学省初等中等教育局就学支援教材課：就学援助実施状況等調査. 2023.
12) 竹富町 DX 推進計画策定委員会：『わくわくする魅力あるまちづくり』を実現する竹富町 DX 推進計画（案）. 2023.
13) 田中　博：災害時と震災後の医療 IT 体制　そのグランドデザイン. 情報管理, 54(12)：825-835, 2012.
　　Summary　東日本大震災により宮城県石巻・気仙沼医療圏の医療情報が受けた被害を踏まえ, 災害に強靱な地域医療 IT 体制実現に求められる4つの概念について述べている.
14) 本村和久：離島の医療を守る. 医療と社会, 29(1)：23-32, 2019.
　　Summary　沖縄県は終戦直後の県全体に医師6名という壊滅的な状況を医介輔という苦肉の策で再出発した. 歴史的経緯を振り返り離島医療を守る試みを紹介している.
15) 国土交通省：国土政策局離島振興課.
〔https://www.mlit.go.jp/kokudoseisaku/chirit/smartisland.html〕

特集/リハビリテーション医療とDX(デジタルトランスフォーメーション)

リハビリテーション医療データと費用対効果分析

池田登顕*

Abstract 実際の臨床場面では，ガイドラインに示されていないか，先行報告や研究がないため，解決できない臨床上の「問い」が多く存在している．このような「問い」に対して，データベース研究によって検証できるようになっている．リハビリテーション医療分野でも，その活用が今後ますます重要になっている．特に，少子高齢化や人口減少が進む我が国においては，社会資源の効果的な活用が求められている．そのため，リハビリテーション医療分野においても効率性を検証することが必要である．医療経済分野では，費用対効果分析と呼ばれる手法で効率性が評価されている．本稿では，その費用対効果分析の一手法である，「費用効用分析」に焦点を当て，その手法について解説する．そして，今後，リハビリテーション医療分野で費用効用分析が活用されることを期待している．

Key words 医療ビッグデータ(large healthcare data)，費用効用分析(cost utility analysis)，増分費用効果比(incremental cost-effectiveness ratio)

リハビリテーション医療データの有用性と活用方法

実臨床の場面において，ガイドラインにて示されていない，あるいは，先行報告や研究がなく，臨床上の疑問が解決されない「問い」は多く存在している．リハビリテーション医療に限らず，医学分野において，治療や介入の効能を評価する研修手法のゴールドスタンダードはランダム化比較試験であり，それ以外の研究，例えば観察研究のデータをもとにした報告は，エビデンスのレベルが低いので，臨床場面で活用することができないという考えが普及しているように筆者は感じる．確かに，ランダム化比較試験は因果推論のゴールドスタンダードであることは自明である．特に，近年，target trial emulation という，研究疑問を解決するための標的(target)となるランダム化比較試験(trial)を定め，模倣(emulation)することによって，観察研究であってもRCTと近似した効果推定値が得られる新しい臨床疫学研究の枠組みが提唱されており，報告自体も増えている[1]．特筆すべきことは，前述した target trial emulation における報告で，ランダム化比較試験との模倣が上手くできたデータベース研究においては，ランダム化比較試験と観察研究における結果との間の一致程度が高かったという報告がある点である[1]．

リハビリテーション医療分野においても，様々なデータベース研究が行われるようになってきている．例えば，Diagnosis Procedure Combination data は，「DPC データ」として知られており，疾患別リハビリテーション算定料の日次データや，入院時および退院時のバーセルインデックス指標(ADL 指標の1つ)などが収載されており，それらを使って，リハビリテーション医療の実施頻度や強度などを検証した臨床疫学研究が増加傾向にある．特に，2024 年における診療報酬改定では，疾

* Takaaki IKEDA, 〒 990-9585 山形県山形市飯田西 2-2-2 山形大学医学部，准教授

患別リハビリテーション料の実施者区分が新設され，理学療法士・作業療法士・言語聴覚士・医師などの提供者を区別できるような仕組みが導入されたことで，さらに本分野の臨床疫学研究も発展することが期待されている．さらにDPCデータは本来，診療報酬算定のため，患者の入院中の医療費も正確に算出することができるため，リハビリテーション医療における費用対効果分析への活用もますます拡大することが期待されている．

費用対効果分析

1．リハビリテーション医療分野において，効率性を評価する重要性

我が国における社会保障給付費は，年々上昇傾向にある．2000年では78.4兆円であった給付費総額は，2023年では(予算ベースで)134.3兆円まで増加している[2]．国民医療費においても同様であり，2000年では26.6兆円であったが，2023年では(予算ベースで)41.6兆円まで増加している[2]．財源別に医療費をみていくと，事業主および被保険者による保険料は全体の約50%であり，公費が約40%程度投入されている[2]．今後，人口減少・少子高齢化社会が加速する中で，医療財政のひっ迫は喫緊の課題であり，公的財源や保険の財源の「効率的」な活用が求められている背景がある．我が国においても，費用対効果評価制度が2019年4月から本格的な運用が開始され，医薬品の費用対効果分析が導入されるようになってきている[3]．

2．効率性とは？

では「効率性」はどのように評価されるのであろうか？ まず，わかりやすく車の燃費に例えてみる．同じガソリン量が入るA車とB車があると仮定する．A車はガソリンを満タンにすると，500 km走ることが可能で，B車は600 km走ることができるとする．その場合，どちらの車の方が燃料の効率性が良いだろうか？ 答えは直感的にB車ということがわかるだろう．つまり，投入(車の例ではエンジン量)と算出(車の例では走行距離)の両方を効率性では考慮していることがわかる．医療経済評価における効率性では，投入は費用が，算出ではアウトカムが用いられている．さらに，医療経済評価では2つ以上のプログラムや介入を比較することが必須となっている．ここまでをまとめると，医療経済的な評価には，①費用とアウトカムの両方を検討していること，②2つ以上の介入やプログラムを比較しているということが一般的となっている[3]．

3．増分費用比と増分費用効果比

医療経済学の分野での効率性はどのように評価するのであろうか？ 図1に示すように，既存の治療Aと比較して，治療Bや治療Cが効率的であると判断するには，費用を効果(アウトカム)で除した値，すなわち傾きを比較すれば良い．

傾きの値が治療Aよりも小さければその治療(図1では治療B)の方が効率的だと言えるし，逆に大きければ効率的でない(図1では治療C)と言える．このように，費用を効果(アウトカム)で除した値を医療経済学分野では費用効果比(cost-effectiveness ratio；CER)という．

医療経済分野では，治療Cは治療Aに対してdominated(劣位)であると評価し，治療Bは治療Aに対してdominant(優位)と評価することとなっている(図2)．実際のリアルワールドでは，治療BやCのようにわかりやすく効率性が評価できる治療のみではない．つまり，図の灰色で囲まれた治療Aよりも効果が大きいが費用も高くなっている治療の効率性をどのように評価するか？ ということが重要になってくる．それを評価するための指標が，増分費用効果比(ICER；incremental cost-effectiveness ratio)である．増分費用効果比は，新しい治療の費用と既存の治療の費用の差を新しい治療の効果(アウトカム)と既存の治療の効果で除した値となっている．よって，ICERの値は小さければ小さいほど，費用対効果が良いと解釈することができる．医療経済学分野の費用対効果分析では，ICERを用いて，費用対効果，効率性の良し悪しを検証すること

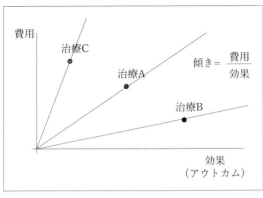

図 1.

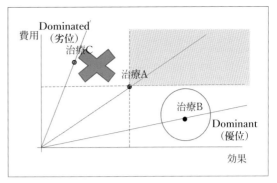

図 2.

4. 医療経済評価の方法

効率性を評価する医療経済評価は，費用最小化分析，費用効果分析，費用効用分析，費用便益分析がある．いずれの分析手法も，費用の考え方は同じであるが，効果（アウトカム）の測定方法が異なっている．

費用最小化分析は，比較する複数のプログラム間での効果が同じ場合に用いられる手法である．そのため，効率性の評価は，シンプルに費用を比較し，少ない方が効率的であると判断することができる．費用効果分析は，効果として生前年数の延長や治癒患者数，検査値など様々な尺度にて効果を測定する分析手法全般を指している．最も一般的な分析手法であるが，効果尺度が研究ごとに異なってしまう可能性が高く，比較検証が困難となる欠点が存在している．そのため，効果を統一的な手法として生存年数と quality of life(QOL) の両方を考慮した質調整生存年数(quality adjusted life year；QALY)などの効用値と呼ばれる値を用いる費用効用分析が医療経済分野では主流となっている．費用便益分析は，効果をすべて金銭単位に換算する手法であり，費用便益比のほかにも，純便益（便益と費用の差）も算出することができる手法である．

医療経済評価における費用は大きく分けて2つに分類される．1つは，直接費用(direct cost)であり，これは直接医療費（疾病の診断や治療のための費用）と非直接医療費（疾病に関する医療以外の費用）にさらに分類される．もう1つは，間接費用(indirect cost)であり，生産性損失が挙げられる．生産性損失とは，疾病のために仕事ができないことによる損失などがあり，主に，賃金換算され推定されることが多い．では，どの費用まで考慮するべきなのであろうか？　医療経済分析では，主に4つの立場による費用の算出方法がある．1つが，公的医療費支払い者の立場であり，これは公的医療費のみを考慮するものである．次に，公的医療および介護費支払い者の立場である．これは，公的医療費に加えて，公的介護費も考慮するものである．3つ目に生産性損失を考慮する立場である．これには，公的医療費に加えて本人の生産性損失を考慮するものである．場合によっては，公的介護費や家族などによる介護やケアの費用も含まれることもある．最後に，社会の立場である．これには，公的医療費，公的介護費に加えて，通院にかかる交通費などのその他の支出，家族などによる介護やケアの費用，本人の生産性損失や時間費用も含まれている．

5. 費用効用分析

本稿では，医療経済分野で最も採用されている費用効用分析について解説する．先述したように，費用効用分析は，質調整生存年数(QALY)を効果（アウトカム）として用いるものである．医療経済評価で主に用いられている評価法には，visual analogue scale や standard gamble 法など

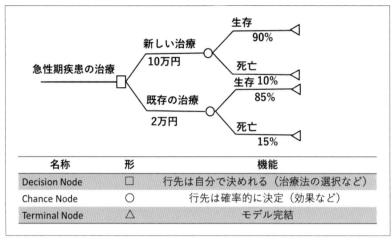

図 3. Decision tree モデルの例

によって求める直接法と健康関連 QOL の評価尺度を用いて算出する間接法がある．間接法に用いられる尺度には，Euro-QOL[4]や SF-6D[5]，HUI[6]がある．近年では，well-being に関連した QOL 尺度も開発されており，ASCOT[7]などがあり，我が国においても妥当性や信頼性が検証されている．間接法では，対象者の回答に応じた効用値を算出することができ，これを生存年数に乗じる（重みづけする）ことで質調整生存年数（QALY）を算出することができる．効用値は 0～1 の値をとり，0 は死亡と同じくらいの健康状態を示し，1 は完全な健康状態を表している．例えば，この効用値が 0.5 の状態で 5 年間生存し，その後，2 年間 0.4 の状態で生存した場合は，質調整生存年数（QALY）は 0.5×5＋0.4×2＝3.3 年となる．

6．モデルを用いた分析

先述したように，費用効用分析では効果（アウトカム）に質調整生存年数（QALY）を用いる．言い換えると，質調整生存年数を完全に算出するには，対象者が全員死亡するまで算出することができないことになる．しかしながら，対象者が死亡するまで費用や効果を追跡するのは現実的ではない．そこで，費用効用分析では，モデルを用いた分析を行うことが主流である．費用効用分析に用いるモデルを用いた分析の 1 つが，判断樹（decision tree）モデルで，もう 1 つがマルコフ（Markov）モデルである．前者は，1 回のシミュレーションのみを用いるため，急性疾患や短期間での分析に向いており，比較的容易に行うことができる．一方，後者は，繰り返しシミュレーションを行うため，慢性疾患や中長期的な分析に向いており，やや複雑な分析手法である．

Decision tree モデルの例を図3に図示した．急性期疾患の治療において，新しい治療と既存の治療を比較した場合を考える．Decision tree には，3 つのノードの形がある．1 つは，治療の選択などを決める decision node（□），次に確率的に決まる chance node（○），最後にモデルが完結する terminal node（△）がある．新しい治療には 10 万円かかり，既存の治療には 2 万円かかる．新しい治療では生存確率は 90％であるのに対して，既存の治療は 85％と設定している．Decision tree モデルでは，1 回のみのシミュレーションであるので，生存や死亡が決定した時点で終了となる．このモデルでは任意の対象者数を分析者が決定し割り振る．生存者の QOL 効用値を 1 とし，死亡を 0 とする．そのうえで，新しい治療に割り付けた集団全体の CER と既存の治療に割り付けた集団全体の CER を求めたうえで，ICER を算出する．

Markov モデルは decision tree と異なり，繰り返しシミュレーションを行うことになる．図4に Markov モデルを図示した．

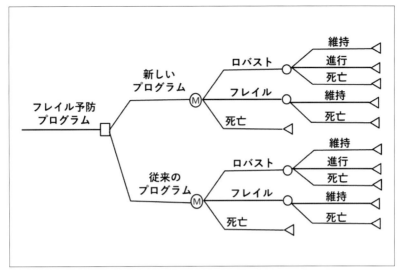

図 4. Markov モデルの例

　Decision tree とノードはほとんど同一であるが，相違しているのは，○で囲まれた M のノードがある点である．これはマルコフノードと言われて，マルコフノードの1つ先にあるノードがターミナルノードに達するか，規定の Markov モデルを回す回数を達した場合まで繰り返しシミュレーションをするモデルである．図 4 ではフレイル予防のプログラムの例を挙げている．新しいプログラムと既存のプログラムの ICER を算出する状況を考える．1回のシミュレーションを1年とし，健康状態をフレイルでない健康な状態である「ロバスト」と「フレイル」，そして「死亡」としている．本来ならば，「プレフレイル」や「要介護状態」なども含めることができるが，複雑となるため簡略化している．ロバストな対象者は1年後には維持・フレイルに進行・死亡の3つの状態になり得るし，フレイルも同様である（本来ならば，フレイルからロバストに改善することがあり得るが，モデルを簡素化するために省略した）．維持・進行・死亡となった対象者は，一度，マルコフノードに戻り，その健康状態に適合した枝に向かうことになる．この場合，死亡した場合は，マルコフノードに戻った場合，そこでターミナルノード，つまり終着点となるのでそこで終了となる．シミュレーション自体は，decision tree モデルと同様に，新しいプログラムに割り付けた集団全体の CER と既存のプログラムに割り付けた集団全体の CER を求めたうえで，ICER を算出する．Decision tree モデルではシミュレーションは1回のみ行うが，Markov モデルの場合は，10 回や 20 回，あるいは全員がターミナルノード（上記の例だと死亡）に落ちるまで続けるなど分析者によって任意に決めて分析を行う．

　実際にモデルを用いた費用効用分析を行う際，効用値や費用，健康状態の遷移確率は，同一の数値で得られることはほとんどなく，多くの場合は臨床試験の結果や文献データをもとに推定される．そのため，これらのデータには不確実性が含まれることになる．費用効用分析においては，ICER の算出をする際に，効果（アウトカム）や費用などのデータが複雑に影響し合うモデルをもとに算出される．したがって，算出された ICER が，費用や効用値などのデータの不確実性によってどの程度影響を受けるのかを評価する感度分析が推奨されている[8]．前者は，パラメータの下限と上限を分析者が決定し，そのパラメータを変化させることで結果にどの程度影響を及ぼすのかを分析する方法であり，結果は通常，トルネードチャートとして各変数の ICER の上下限値を示す．後者は，複数のパラメータの不確実性をパラメータが従う分布に基づき評価を行う手法である．この分析には，モンテカルロシミュレーションなどのシ

ミュレーションがよく利用されている．分析者は，任意の回数のシミュレーションを行い，データを視覚化して分析することで，ICERの信頼区間を算出できる．1QALYを獲得するための支払い意思額(willingness to pay；WTP)として保険者などが許容する金額を考慮するが，このシミュレーションにより，特定の治療が受け入れられる確率を評価できる．

結語：リハビリテーション医療データを用いた費用効用分析の実践

少子高齢化や人口減少社会の進行に伴い，限られた資源を最大限に活用する必要性がますます高まっている．その中で，リハビリテーション医療分野において，様々な医療データを活用した費用対効果分析が注目されている．リハビリテーションプログラムの効果や新たに導入されたリハビリテーション医療に関連する付加価値などを定量的に評価し，その結果に基づいて医療政策や施設運営の意思決定をサポートすることが今後ますます重要になるだろう．さらに，リハビリテーションの適切な介入や支援プログラムの開発において，費用対効果分析が普遍的なツールとして活用されることが期待されている．これにより，リハビリテーション医療の効果的な提供と患者の生活の質の向上に貢献することが可能になるだろう．

文 献

1) Wang SV, Schneeweiss S, RCT-DUPLICATE Initiative, et al：Emulation of randomized clinical trials with nonrandomized database analyses：Results of 32 clinical trials. *JAMA*, **329**：1376, 2023.

2) 厚生労働省：給付と負担について．社会保障の給付と負担(マクロベース)．
〔https://www.mhlw.go.jp/content/12600000/001144715.pdf〕(accessed 14 March 2024)

3) 厚生労働省：令和6年度診療報酬改定の概要．費用対効果評価制度．
〔https://www.mhlw.go.jp/content/12400000/001218913.pdf〕(accessed 14 March 2024)

4) Shiroiwa T, et al：Comparison of value set based on DCE and/or TTO data：scoring for EQ-5D-5L Health States in Japan. *Value in Health*, **19**：648-654, 2016.
Summary EQ-5D-5Lの日本人の妥当性について検証した論文で必見．

5) Brazier JE, et al：Estimating a preference-based index from the Japanese SF-36. *J Clin Epidemiol*, **62**：1323-1331, 2009.
Summary SF-6Dの日本人の妥当性について検証した論文で必見．

6) Noto S, et al：Development of a multiplicative, multi-attribute utility function and eight single-attribute utility functions for the Health Utilities Index Mark 3 in Japan. *J Patient Rep Outcomes*, **4**：23, 2020.

7) Shiroiwa T, et al：Japanese preference weights of the adult social care outcomes Toolkit for Carers(ASCOT-Carer). *Qual Life Res*, **31**：2143-2151, 2022.
Summary ASCOTというwell-beingの観点から経済的な分析を可能とした新しいQOL尺度．

8) Husereau D, et al：Consolidated health economic evaluation reporting Standards(CHEERS)statement. *Cost Eff Resour Alloc*, **11**：6, 2013.

優〇投生塾 投球障害攻略マスターガイド 好評

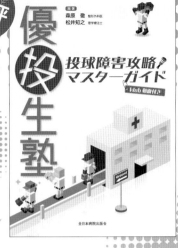

編著　森原　徹・松井知之
（丸太町リハビリテーションクリニック）

web動画付き！

2023年10月発行　B5判302頁　定価7,480円（本体6,800円＋税）

投球障害をこれ1冊で完全マスター！

肩・肘の投球障害について、具体的な疾患の症例供覧から疼痛期・投球準備期・競技復帰期のリハビリテーション、さらにはデータやバイオメカニクスまで完全ガイド！投球動作の各フェーズに即した評価・アプローチを図写真とWeb動画で紹介した実践書です。

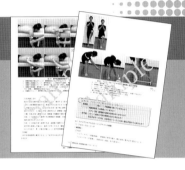

主なContents

講座1　投球障害肩・肘の選手を競技復帰に導くには
A. 投球障害肩・肘疾患の概要
　1. 投球障害肩・肘とは
　2. 各疾患における病態・診断・治療
B. スポーツ肩・肘外来の実際
　1. 投球動作の正確な理解と各疾患の関係
　2. 診断に必要な問診による情報
　3. 投球動作を想定した理学所見のとり方
　4. 肩・肘関節の視診，触診，およびスペシャルテスト
C. 投球障害肩・肘の正確な治療を行うために
　1 保存療法と手術療法の選択
　2. 医師，理学療法士，指導者，選手間の時間軸の共有

講座2　投球障害に対するリハビリテーションアプローチ①
　疼痛期：疼痛の早期改善と疼痛原因の早期抽出
　1. 姿勢と肩関節運動
　2. 疼痛期のリハビリテーション（IBC, ICS, ICGH, ICE）
　3. 投球準備期への準備（3次元的なアライメント調整および上・下肢との連動）

講座3　投球障害に対するリハビリテーションアプローチ②
　投球準備期：身体機能と投球動作の結びつけ
　1. はじめに
　2. 投球動作分析の考え方とポイント
　3. 投球動作を再現したファンクショナルスローイングテスト
　4. 運動連鎖から考える投球動作分析
　5. ファンクショナルスローイングテストが改善しない場合

講座4　投球障害に対するリハビリテーションアプローチ③
　競技復帰期：競技復帰をスムーズに行うための
　復帰プログラムおよびテーピングテクニック
　1. 競技復帰に向けた投球の再開
　2. 投球動作を考慮したテーピングテクニック
　3. 各フェーズに応じたテーピングの実際

講座5　スポーツ現場で簡単に身体機能をチェックできる方法
　パフォーマンスの低下，投球障害を早期に発見する
　チェック法
　1. はじめに
　2. CIRC（複合IRC）の実際
　3. スポーツ現場でできるファンクショナルスローイングテスト
　4. TAC（トータルアスリートチェック）の実際

資料1　野球選手の身体機能
　1. はじめに
　2. 野球選手の身体機能
　3. 女子野球選手の身体特性
　4. データをリハビリテーションにどう活かすか
　5. まとめ

資料2　投球動作のバイオメカニクス
　1. 投球動作を知るためのバイオメカニクスの基礎
　2. 健常投手における投球動作のバイオメカニクス
　3. 健常投手における肘関節ストレス
　4. 投球障害肘選手における投球動作の
　　バイオメカニクス
　5. 投球障害肘選手に対するリハビリテーション
　　前後の投球動作比較

詳しい目次はこちら！

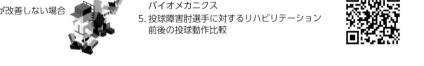

〒113-0033　東京都文京区本郷3-16-4　Tel：03-5689-5989
www.zenniti.com　　　　　　　　　　　Fax：03-5689-8030

特集/リハビリテーション医療とDX(デジタルトランスフォーメーション)

失語症診療におけるリハビリテーション医療DXのトピックス

向野雅彦*

Abstract 失語症リハビリテーションにおけるDXの意義として，1)デジタル技術を用いたより客観的で効率的な機能評価の実現，2)様々なデバイスやオンラインツールの活用による訓練機会の拡大，3)AIやビッグデータ解析による評価や訓練の個別化・最適化が挙げられる．失語症評価システムSTELAなどのデジタルツールを用いた評価は，短時間での実施，点数換算，記載の自動化などにメリットがある．また，近年報告が増えている自主訓練アプリケーションや遠隔リハビリテーションシステムは，訓練機会の増大に寄与することが期待される．AIを活用した帰結予測モデルや訓練システムの開発も進められており，今後臨床への活用も期待される．失語症診療におけるDXは，リハビリテーション医療の質の向上に貢献し，患者のQOL向上に寄与する可能性がある．

Key words 失語症(aphasia)，STELA；short and tailored evaluation of language ability，自主練習アプリ(self-training app)，遠隔リハビリテーション(telerehabilitation)，帰結予測(outcome prediction)

はじめに

失語症は，脳卒中や頭部外傷などの脳損傷によって引き起こされる言語障害であり，患者の日常生活や社会参加に大きな影響を与える．近年，デジタルトランスフォーメーション(DX)がリハビリテーションの様々な分野において話題となっているが，失語症のリハビリテーションにおいてもデジタル化を指向した新しいアプローチが登場している．本稿では，失語症診療におけるリハビリテーション医療DXの可能性と課題について概説する．

失語症リハビリテーションにおけるDXの意義

近年，医療，リハビリテーションの分野において，DXの意義が議論されるようになった．特にリハビリテーションにおけるDXには，1)デジタル技術を用いたより客観的で効率的な機能評価の実現，2)様々なデバイスやオンラインツールなどの活用による時間や場所の制約を超えた訓練機会の拡大，3)AIやビッグデータ解析による評価や訓練の個別化・最適化といった点に潜在的なメリットが存在する．

1．客観的な機能評価

失語症の評価には，Western Aphasia Battery (WAB)や標準失語症検査(SLTA)のような標準化された紙ベースの評価ツールが従来用いられるが，これらはその高い有用性の一方で，いくつか問題点が存在する．まず，専門家による直接的な対面評価は時間と労力を要する．さらに，採点基準以外のパフォーマンスについては記録されないため，微細な変化について評価表に反映されない可能性がある．また，標準化された評価ツールは機能の比較を容易にするが，一方で個々の患者の

---

* Masahiko MUKAINO，〒060-8648 北海道札幌市北区北14条西5丁目　北海道大学病院リハビリテーション科，教授

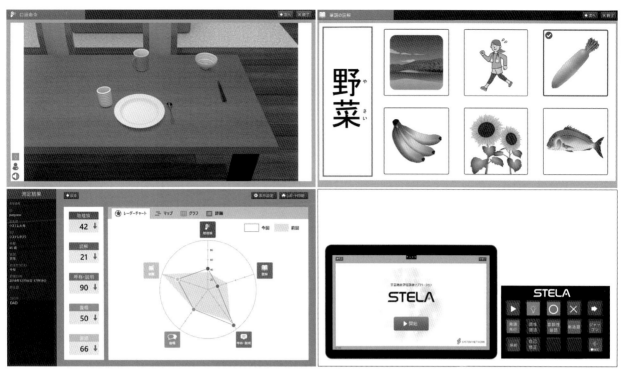

図 1. STELA.
a，b：評価画面（a：口頭指示，b：単語の理解），
c：点数表示画面　　d：機器の構成（左：タブレット，右：評価入力用キーボード）

特性や能力に応じた調整が困難であり，機能障害の軽い患者でも簡単な問題を解く必要があったり，逆に障害が重い患者にも非常に難しい問題が一律で課せされ，患者にストレスを与える要因となる可能性がある．タブレットベースの失語症評価システムSTELA（short and tailored evaluation of language ability）は，これらの問題点の解決を指向して開発されたシステムで，スクリーニングテストで大まかなレベルを判定した後に，レベルに応じて出題内容を調整することにより，短い時間で評価を行うことができる（図1）．このシステムではタブレット上での出題されるテストで聴覚的理解，読解理解，命名と文形成，復唱，音読の5つのモダリティを評価し，各モダリティのスコアと総合スコアを算出する．我々は31名の失語症患者を対象に，STELAと従来のGold standardの評価法であるWABを実施し，評価時間，内的整合性，WABとの併存的妥当性を検証した[1]．その結果，STELAの平均評価時間は16.2分であり，WABの平均149.3分と比較して約1/10に短縮された．また，信頼性の指標である内的整合性については，その指標としてSTELAの全体のCronbach's α が0.961と高い値を示した．さらに，STELAの総合スコアとWAB失語指数との間に強い相関（r＝0.93）が見られ，既存の評価と比較しての高い併存的妥当性が確認された．さらに，このようなタブレット上における検査では，課題ができる／できないの情報だけでなく反応時間や実際のパフォーマンスの録音などの付加的な情報を記録することができること，スコアの記載や点数化などを自動化できることも大きな利点となる．失語症の診療におけるDXの中で，今後この

ような評価のデジタル化も重要なテーマの1つとなるだろう．

2．DXによる訓練機会の増大

中枢神経障害後のリハビリテーションには時間的な制約が存在するが，失語症の症状は長期的に変化が見られることも多く，訓練の継続が重要である．ただし，慢性期においては，介護保険でのリハビリテーションの対象にはなるものの，十分な訓練機会が保障されているとは言えない．したがって，長期的な自主練習を支援する仕組みが重要である．

スマートフォンやタブレット端末の普及に伴い，失語症患者向けの自主訓練アプリケーションが多数開発されている．これらのアプリは，言語機能の各側面（聴覚的理解，読解，発話，書字など）に対応した多様な訓練課題を提供し，患者が自宅で手軽に継続的な訓練を行うことを可能にしている．例えば，Des Rochesらの研究では，iPad上のConstant Therapyというソフトウェアを使用した個別化された言語・認知療法プログラムの効果を検証している[2]．51人の失語症や外傷性脳損傷の患者を対象に10週間のプログラムを実施した結果，実験群は対照群と比較して，課題の正確性と反応時間において大きな改善を示した．また，患者の言語能力（WAB失語指数）と認知能力（CLQT複合重症度）のスコアは，課題の改善度と相関し，初期の評価スコアが低い患者ほど，より大きな改善を示す傾向があった．また，Starkらの別の報告においても自主練習アプリの有用性が示されている[3]．この研究では失語症患者を対象に，言語訓練用アプリを使った自主訓練の効果をクロスオーバーデザインで言語と関連のないゲームと比較するかたちで検討した．その結果，言語訓練アプリ使用後にのみ，言語機能に有意な改善が観察された．また，開始時の失語症が重度であるほど改善が大きい傾向が示されている．これらの研究のように，重症者を含む失語症患者に対し，デジタルツールを活用して在宅リハビリテーションを実施することは，新たな治療の選択肢となる可能性がある．保険診療におけるリハビリテーションには時間的な限界があるが，失語症患者では長い経過において徐々に機能改善をみることもしばしば経験する．このようなデジタルツールの開発によって，患者の言語機能の長期的な改善をサポートする手段が充実することへの期待は大きい．

さらに，アプリケーションを遠隔医療の枠組みと組み合わせる取り組みもみられる．Kurlandらの研究では，慢性失語症患者21名を対象に，6か月間のタブレットを用いた在宅練習プログラムと週1回の遠隔リハビリテーションを組み合わせた介入の効果を調査している[4]．在宅練習プログラムでは，写真やビデオなどとヒントとなる情報を組み合わせた練習課題を用意し，週1回の言語聴覚士によるオンラインセッションで練習状況の確認とフィードバックなどを実施した．その結果，在宅練習プログラムは特に軽度から中等度の失語症患者において，呼称の能力を維持・改善する効果があることが示された．参加者の満足度も高く，リハビリテーションの提供において低コストで効果的な選択肢として，今後臨床で広く活用できる可能性が示されている．

COVID-19の感染拡大を契機に，遠隔リハビリテーションシステムの現場での活用が急速に進んでおり[5]，失語症のリハビリテーションにおいても，ビデオ会議システムを活用することにより，STと患者がリアルタイムでコミュニケーションを取りながら，従来の対面療法に近いかたちでの訓練を実施することが可能である．さらに，アプリによる自主訓練を組み合わせることにより，リハビリテーションの訓練の機会の拡大に貢献することが期待される．ただし，画面での指導にも限界はあり，特に失語症が重度であると，コミュニケーションの限界によってデバイスの取り扱いのトラブルなどへの対処が困難となることなど，適用範囲には限りがあるのも事実であり，STによる直接的な訓練を完全に代替するものではない点には留意が必要である．

3．評価や訓練へのAIの活用

近年，人工知能（AI）やビッグデータ解析技術の進歩に伴い，失語症の評価や訓練への活用についても報告がなされている．脳卒中の分野では，リハビリテーションの目標設定に用いられる帰結予測について多数の研究が行われてきたが，主要な症状の1つである失語症においても帰結予測の研究は多数行われてきた．そのような帰結予測の研究でこれまでよく使われているのは重回帰分析などの線形モデルを用いた分析であるが，近年この分野におけるAIの活用が報告されている．例えば，Loughnanらは828人の英国の脳卒中患者のデータを用いて，言語テストのスコアと神経画像から失語症の回復を予測するモデルを開発し，さらに言語や画像撮影方法の違いなどの条件を超えて一般化できることを示した[6]．AIを用いた予測モデルには，まだ既存の手法を超える精度があることが証明されているとは言えないが，研究の蓄積によって，個々の患者の回復可能性をより正確に予測し，それに基づいて最適な訓練プログラムを立案するうえで有用なものとなる可能性がある．

AIを訓練に活用する取り組みもある．例えば，呼称の練習を行う際に，AIを活用した音声認識による正誤の判定機能を組み込んだ練習システムの開発が報告されている[7,8]．まだ研究レベルではあるものの，これらの研究ではAIを組み込んだシステムが失語症患者の発話を認識し，発話された単語が正しいかどうかを判断することに成功している．このようなシステムは，失語症の訓練の一部を自動化し，自主練習に役立てることができる可能性がある．

ただし，これらの臨床応用にはまだ課題も多い．失語症は多様な症状を呈する複雑な障害であり，実用化に向けては十分な規模と多様性を持つデータセットを使った学習と検証が必要となる．さらに，AIによる判断の解釈可能性も重要な課題である．特に医療分野では，システムが出す答えを判断に用いるうえでは根拠を理解し，説明できることが重要視されているが，現在AIの主流となっている深層学習に基づくモデルは，大量のデータから帰納的に学習された非線形モデルであり，入力から出力までの過程がブラックボックスとなっている．このようなモデルは高い性能を示す一方で，個々の決定について論理的な説明が示されないことが課題となる．この点に関しては，説明可能AIの研究が進められており，今後の発展が期待される[9]．また，これらのツールを臨床で活用していくためには，医療従事者に対する適切な教育や訓練プログラムの開発も重要な課題となる．

おわりに

失語症診療におけるリハビリテーション医療DXは，客観的・効率的な評価の実現，訓練機会の拡大，AIの活用による帰結予測や一部訓練の自動化などによって，リハビリテーション医療の質の向上に貢献する可能性がある．失語症は患者のQOLに大きく影響する症状であり，今後さらなる研究の発展，臨床応用の拡大により，多くの患者の生活機能，QOLの向上に寄与することが期待される．

文　献

1) Inamoto Y, et al：A tablet-based aphasia assessment system "STELA"：feasibility and validation study. *JMIR Rehabil Assist Technol*, 10：e43615, 2023.
   Summary タブレットベースの失語症評価システムSTELAが短時間で効率的な評価が可能であり，十分な信頼性および妥当性を備えていることを報告した．

2) Des Roches CA, et al：Effectiveness of an impairment-based individualized rehabilitation program using an iPad-based software platform. *Front Hum Neurosci*, 8：1015, 2015.

3) Stark BC, Warburton EA：Improved language in chronic aphasia after self-delivered iPad speech therapy. *Neuropsychol Rehabil*, 28(5)：818-831, 2018.

4) Kurland J, et al：Effects of a tablet-based home

practice program with telepractice on treatment outcomes in chronic aphasia. *J Speech Lang Hear Res*, **61**(5)：1140-1156, 2018.

Summary　タブレットを用いた在宅練習と遠隔リハビリテーションを組み合わせた介入が，軽度から中等度の失語症患者の呼称能力改善に効果的で，満足度も高いことを明らかにした．

5) Mukaino M, et al：Staying active in isolation：telerehabilitation for individuals with the severe acute respiratory syndrome coronavirus 2 infection. *Am J Phys Med Rehabil*, **99**(6)：478-479, 2020.

6) Loughnan R, et al：Generalizing post-stroke prognoses from research data to clinical data. *Neuroimage Clin*, **24**：102005, 2019.

7) Abad A, et al：Automatic word naming recognition for an on-line aphasia treatment system. *Comput Speech Lang*, **27**(6)：1235-1248, 2013.

8) Barbera DS, et al：NUVA：a naming utterance verifier for aphasia treatment. *Comput Speech Lang*, **69**：101221, 2021.

9) Arrieta AB, et al：Explainable artificial intelligence(XAI)：concepts, taxonomies, opportunities and challenges toward responsible AI. *Information Fusion*, **58**：82-115, 2020.

足の総合病院

ポケット判 主訴から引く 足のプライマリケアマニュアル

編著　下北沢病院

足の疾患を診るうえで、最初の問診で確認しなければならないこと、行った方がよい検査など随所に「下北沢病院流」がちりばめられている本書。
足に関わる疾患が網羅されており、これから足を診る先生にとっては手放せない1冊に、既に足をご専門にされている先生にとっても、必ず知識が深まる1冊になります。
ぜひご診療の際はポケットに忍ばせてください。

詳しくはこちら

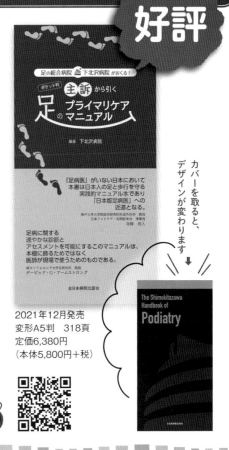

2021年12月発売
変形A5判　318頁
定価6,380円
（本体5,800円＋税）

カバーを取ると、デザインが変わります

日常診療で役立つ「足関節ねんざ症候群」の解説書！

足関節ねんざ症候群
―足くびのねんざを正しく理解する書―

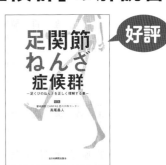

編集　高尾昌人
重城病院CARIFAS足の外科センター所長

2020年2月発行
B5判　208頁
定価6,050円
（本体5,500円＋税）

詳しくはこちら！

「足関節ねんざ症候群」の知識をわかりやすく整理し、実地医家が診療を進めるうえで押さえておくべき要点をコンパクトにまとめた一書！
知識のアップデートに役立つ本書をぜひお手に取りください！

全日本病院出版会　〒113-0033　東京都文京区本郷3-16-4　Tel：03-5689-5989
www.zenniti.com　　　　　　　　　　Fax：03-5689-8030

特集／リハビリテーション医療とDX（デジタルトランスフォーメーション）

深層学習による姿勢推定技術を活用した歩行分析の今

奥山航平*

Abstract 機器を使用した定量的な動作分析には時間もお金もかかり，臨床現場で実用的に実施できるのは限られた施設であり，その施設においても一部のシチュエーションに限られるのが現状である．これらの障壁を取り払う革新的なイノベーションとして，深層学習を用いた姿勢推定技術がある．この技術により，汎用のビデオカメラやモバイル端末に内蔵されたカメラを用いて，マーカーレスで定量的な歩行分析が可能となる．その精度は，歩行速度や立脚時間，歩幅などの時空間パラメータについては良好であることが示されている．関節角度などの運動学的なパラメータについては関節ごとに見解が異なっており，課題も残るところである．分析にかかるコストが削減されることでデータの集積量が増大し，それらを活用したさらなるデジタルトランスフォーメーションの実現が期待される．

Key words 歩行解析（gait analysis），動作分析（motion analysis），バイオメカニクス（biomechanics），人工知能（artificial intelligence；AI），機械学習（machine learning）

はじめに

Mareyによって開発された1秒間に複数の写真を連続撮影する写真銃と複数の像を1枚のプレートに映し出すクロノフォトグラフィという技術により"歩行動作の視覚化"が実現し[1]，140年程が経過した．この間に，カメラ技術の発展により時空間的な解像度の向上，データを処理するパーソナルコンピュータの発展により処理速度の高速化がもたらされた．その一方で，ハイエンドな歩行分析を行うためにはスペース，金銭，人などのあらゆる面で充足した環境が必要となり，それを満たすことができる施設は少数に限られる．これらの障壁が取り払われることが期待される革新的なイノベーションとして，深層学習を用いた姿勢推定技術がある．この技術により，汎用のビデオカメラやモバイル端末に内蔵されたカメラを用いて，対象者にマーカーを装着することなく，身体部位の位置を推定することが可能となる．本稿では，深層学習を用いた姿勢推定技術の概要と歩行分析に適用した際の精度について述べる．さらに，姿勢推定技術がもたらす歩行分析のdigital transformation（DX）について考察する．

姿勢推定技術の概要

深層学習を活用した姿勢推定技術の概要を図1に示す．撮影した画像に対して特定のモデルを適用することで身体部位（キーポイント）の位置情報が画像上のどこにあるかという推定位置情報とその信頼度が出力され，それらの点を結ぶことでスティックピクチャ画像を作成することができる．この推定に用いるモデルというのが深層学習の産物であり，大量の画像とそこに写り込んだヒトの身体部位の位置情報が付与（アノテーション）され

---

* Kohei OKUYAMA, 〒160-8582 東京都新宿区信濃町35 慶應義塾大学医学部リハビリテーション医学教室，理学療法士

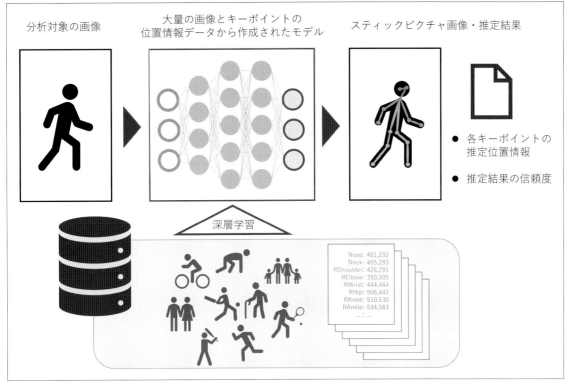

図 1.

た情報を教師データとして生成される．学習元となる画像の一例として，多くのモデルが使用しているCOCOデータセットでは，20万以上の画像に25万人以上のキーポイントがアノテーションされている．

代表的なモデルとして，OpenPose[2]やMoveNet[3]が挙げられる．モデルによって推定可能なキーポイントの数や部位が異なること，提供元が示す利用範囲に関するポリシーなどが異なることに注意が必要である．ほかにも，自身で深層学習によるモデル作成が行えるツールとしてDeepLabCutがある[4]．モデルを作成するために自身で多くの画像データのアノテーション作業を行う必要があるが，既存のキーポイントや生体以外の情報を同時に分析する際に有用である．いずれのモデルにおいても利用方法について公開された先行事例が数多く存在するものの，実用には一定のプログラミングスキルが求められる．また，これらのモデルを活用して得られるのはキーポイントの位置情報であり，そのデータを用いて歩行に関連するパラメータを算出するためにもプログラミングが必要となる．近年では，スマートフォンやタブレットのモバイルアプリケーションにて，計測から動作分析までが一元化されたプロダクトも複数リリースされてきており，一般化が進んできている．

OpenCap について

OpenCap は，スタンフォード大学にて開発されたオープンソースソフトウェアであり[5]，専門的なプログラミングの知識を有していなくても，簡便に動作分析ができるソフトウェアとして注目されている．OpenCap の利用により，2台のiOSモバイル端末とパーソナルコンピュータを用いてマーカーレスの三次元動作解析を行うことができる（**図 2**）．その測定・解析の内訳としては，2つのカメラの時間同期，位置関係のキャリブレーション，2つの動画から三次元の姿勢推定，姿勢推定

測定	取得可能な分析結果
ウェブ上のソフトウェアで実施可能	

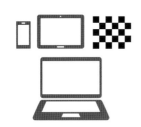
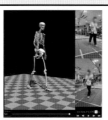
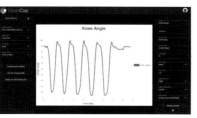
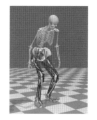

- 2台のiOSモバイル端末（カメラ）
- 位置補正用のチェッカーボード
- 制御用コンピューター

- 三次元骨格モデルの再生（視点変更が可能）
- 関節角度、マーカー軌跡などの運動学データの描画（図のカスタマイズ可能）

- 床反力や関節トルク、筋活動などの運動力学データのシミュレーション結果
- 三次元骨格モデルに運動力学データを加えて再生

図 2.

結果から関節角度の算出が行われており，これらの複雑な計算を単一のソフトウェアかつ高いユーザビリティで遂行可能である．OpenCap のモデルはベースとして OpenPose などのオープンソースを使用しているが，単に2つの二次元姿勢推定から三角測量で三次元化しているのではなく，事前に学習されたニューラルネットワークからより詳細な解剖学的マーカーセットへ変換され，逆運動学と筋骨格モデルを用いた関節運動の計算が行われている．さらには，床反力や関節トルク，筋活動などの運動力学データのシミュレーションも行うことができる．これより，膝 OA の進行度の指標となる膝内反モーメントや起立時の膝伸展筋の非対称性を精度よく推定できることが示されている[5]．

ノーコーディングで簡便に活用できる Open-Cap であるが，使用にあたって注意すべき事項としてデータの取り扱われ方がある．上述した計算はクラウド上で行われており，データに開発者がアクセスして二次利用の可能性があると明示されている．ソフトウェア内に，対象者へ行うべき説明や研究利用時に倫理申請書へ組み込むべき内容などの記述があるため，よく確認しておく必要がある．今後も様々な姿勢推定技術やそれらを提供するサービスが出現すると想定されるが，姿勢推定がどこで行われているのか（オフライン環境，エッジデバイス（自分の手元にある電子端末），クラウド）を認識しておく必要がある．クラウド側で行われている場合は，インターネットを介して動画がアップロードされており，自分以外が閲覧できる環境になっている可能性がある．そのため，データプライバシーについて十分注意が必要となる．

現状の分析精度

深層学習による姿勢推定技術を臨床や研究で活用する際に，気になるのは算出されるパラメータの精度であろう．これまでに多くの研究で，光学的三次元動作分析との同時計測による精度検証が行われてきた．前提として理解しておく必要があるのは，姿勢推定により得られたキーポイントの軌跡を生データとしてそのまま扱えるのではなく，瞬間的な左右脚の入れ替わりの修正や信頼度が低い時点の値を補間するなどの前処理を行う必

要となる．前処理を行ったうえで算出された歩行パラメータの精度について，先行研究で共通した報告として時空間的パラメータ(歩幅や歩行速度，立脚時間)の精度は良好と言える．運動学的パラメータの精度について，矢状面における下肢関節角度では，股関節・膝関節の屈曲伸展角度の精度は概ね良好であるが，足関節の底背屈角度はそれらと比較して不良と報告されている[6)〜10)]．

分析環境や歩行条件による推定精度の違いを検証した研究をいくつか紹介する．Kristenらは，脳卒中患者30名を対象として，地上歩行の前額面動画と矢状面動画とトレッドミル歩行の矢状面動画のそれぞれに対して姿勢推定による歩行分析を行い，光学的三次元動作分析に対する精度を検証した．その結果として，前額面よりも矢状面の映像で分析を行った方が時空間的パラメータの精度が良好であること，トレッドミル歩行よりも平地歩行の映像で分析を行った方が下肢関節角度の精度が良好であることを報告した[6)]．使用する姿勢推定モデルについて検証したWashabaughらの研究では，同一の動画に対して4つの姿勢推定モデル(OpenPose, MoveNet Thunder, MoveNet Lightning, DeepLabCut)を適用して比較をした結果，時空間パラメータの精度はいずれも良好であったが，下肢関節角度の誤差はOpenPoseが最小であったと報告した[7)]．また，健康な成人が通常歩行と複数のアブノーマルな歩行パターンを模擬した際の精度を比較した研究では，通常歩行と比較してぶん回し歩行やしゃがみ歩行では下肢関節角度の誤差が大きいことを報告している[8)]．

具体的な下肢関節角度(股関節屈曲伸展，膝関節屈曲伸展，足関節底背屈)の誤差は，矢状面動画でOpenPoseの精度を検証した報告では平均絶対誤差が4.0°，5.6°，7.4°であった[9)]．OpenCapによる三次元姿勢推定の精度を検証した報告では二乗平均平方根誤差が5.4〜7.6°，5.7〜8.5°，4.6〜7.9°であった[8)]．誤差の最大値はこれらのおおむね2倍となっており，この誤差を臨床的に許容できるかは議論の分かれるところであろう．また，Yamamotoらは矢状面の映像に対する姿勢推定で算出された足関節角度は，足部進行角が大きくなると精度が低下することを報告している[10)]．単一カメラにて平面の分析を行った際には，他の面上の運動により誤差が生じ得ることにも留意が必要である．さらに，紹介した精度検証に関する論文では，動画に映り込む人間は対象者1名に制約した環境での実験を行っており，実臨床での測定を想定すると環境に解離がある．複数人に対応するモデルを活用し，同一人物の判定処理を行うことで分析することは可能であるものの，その際の精度は同等以下になることが懸念される．

汎用の姿勢推定モデルは多くの人がアノテーションした大規模なデータセットを活用しており，医学的な動作分析を前提として作成されているものではない．そのため，当然ながら関与した方々の大半は動作分析の熟達者ではないだろうし，厳密に統制されて行われたものではなく，学習データから一定の誤差を含んでいることも要因と考えられる[11)]．活用されるモデルは数年単位での更新や上位互換のリリースがなされており，今後のさらなる精度向上を期待したい．

精度を高めるための注意点

当然のことだが，分析結果の精度をより高めるためには，姿勢推定により得られるキーポイントの位置情報ができるだけ正確であることが求められる．そのためには，撮影の時点でいくつかの注意点やポイントがある．分析対象が身に着ける衣服については，丈の長い上着やスカートなどの身体部位が大きく隠れる服は避けること，床面や背景と対象者のコントラストが低くならないように注意する必要がある．ヒトと誤認するようなもの(ポスター・フィギュアなど)の映り込みに注意する必要もある．撮影に使用するカメラについて，カメラレンズは同心円状に固有の歪みをもっているため，対象者がレンズ中央に位置する場合と端に位置する場合では算出される値が異なることが報告されており，その特性を考慮したうえで分析

を行う必要がある．同様に，例えば単一のカメラで矢状面の歩行を分析する場合，カメラと歩行路の位置関係ができるだけ垂直になっていないと歪みが生じ得る．感覚的な表現になるが，姿勢推定のモデルは人がアノテーションした情報が元になっているため，撮影された動画の一時点を切り出したときに身体部位の位置を自信をもって指差しできないようであれば，姿勢推定モデルの結果も不良になると考えて良いだろう．

歩行分析の低コスト化により実現するDX

汎用のカメラで歩行場面を撮影し，深層学習による姿勢推定を用いた分析を行うことで，低コストで定量的な歩行パラメータの取得が実現する．この技術は，これまで詳細な歩行分析を行いたくても，十分なリソースを確保できなかった施設にとっては大きな変化である．一方で，これはあくまでも既存の技術で実現されてきたことの互換であり，新たな価値が創出されるようなDXとは言い切れない．今後，定量的な歩行分析の低コスト化により多くの定量的データが集積された先に，革新的なDXの実現が期待される．例えば，Kidzińskiらは11年の間に集積された1,026人の脳性麻痺児の歩行動画に対して姿勢推定による歩行分析を実施し，得られた身体部位の軌跡から臨床的な情報を予測する深層学習モデルを設計した．このモデルにより，Gait Deviation IndexやGross Motor Function Classification Systemなどのスコアを予測可能であること，下肢の筋腱に対する外科的な手術（一期的多関節レベル手術）を将来的に実施したかどうかを予測可能であることを報告した[12]．このように多量の歩行データと対象者に紐づく医学的情報や身体情報を用いて，深層学習やニューラルネットワークを用いたAIモデルを作成し，単一の歩行動画から歩行以外の情報を取得することが可能となる．

そのほかに期待されるDXとして転倒の検出・分析がある．施設内に設置した定点カメラから姿勢推定に基づく転倒の検出が高精度で可能となっている[13]．この技術が普及することにより，転倒の自動検出と発生前に転倒者がどのような振る舞いをしていたのかを大量に集積することが可能となる．そのデータを用いた転倒リスクの推定や発生前のアラートによる防止などの実現が期待される．

姿勢推定技術の活用により動作分析にかかる金銭的・人的なコストが削減，集積可能なデータ量が増大，それらのデータで新規のAIモデルを生成というDX手法でどのようなことが実現されていくのか，さらなる発展に注目していきたい．

文　献

1) Abu-Faraj ZO, et al：Human gait and clinical movement analysis(Second Edition). Wiley Encyclopedia of Electrical and Electronics Engineering, 1-34, 2015.
2) Cao Z, et al：OpenPose：Realtime multi-person 2D pose estimation using part affinity fields. *IEEE Trans Pattern Anal Mach Intell*, **43**：172-186, 2021.
3) Votel R, et al：Next-Generation Pose Detection with MoveNet and TensorFlow.js.
〔https://blog.tensorflow.org/2021/05/next-generation-pose-detection-with-movenet-and-tensorflowjs.html〕
4) Mathis A, et al：DeepLabCut：markerless pose estimation of user-defined body parts with deep learning. *Nat Neurosci*, **21**：1281-1289, 2021.
5) Uhlrich SD, et al：OpenCap：Human movement dynamics from smartphone videos. *PLoS Comput Biol*, **19**：e1011462, 2023.
　Summary　OpenCapの技術概要や有用性について報告した研究．
6) Kristen J, et al：Accuracy of video-based gait analysis using pose estimation during treadmill walking versus overground walking in persons after stroke. *Phys Ther*, **104**：pzad121, 2024.
7) Washabaugh E, et al：Comparing the accuracy of open-source pose estimation methods for measuring gait kinematics. *Gait Posture*, **97**：188-195, 2022.
8) Horsak B, et al：Concurrent validity of smart-

phone-based markerless motion capturing to quantify lower-limb joint kinematics in healthy and pathological gait. *J Biomech*, **159**：111801, 2023.
Summary　OpenCapによるマーカーレス三次元歩行分析の推定精度について，異常歩行パターンでの精度も含めて検証した研究．

9) Stenum J, et al：Two-dimensional video-based analysis of human gait using pose estimation. *PLoS Comput Biol*, **17**：e1008935, 2021.

10) Yamamoto M, et al：Accuracy of temporo-spatial and lower limb joint kinematics parameters using OpenPose for various gait patterns with orthosis. *IEEE Trans Neural Syst Rehabil Eng*, **29**：2666-2675, 2021.

11) Wade L, et al：Applications and limitations of current markerless motion capture methods for clinical gait biomechanics. *Peer J*, **10**：e12995, 2022.

12) Kidziński Ł, et al：Deep neural networks enable quantitative movement analysis using single-camera videos. *Nat Commun*, **11**：4054, 2020.
Summary　長い年月をかけて撮り溜められた脳性麻痺児の歩行動画を用いて，歩行動画から臨床評価スコアや予後予測を行う深層学習モデルについて報告した研究．

13) Giardm S, et al：Using deep neural networks for human fall detection based on pose estimation. *Sensors（Basel）*, **22**(12)：4544, 2022.

特集／リハビリテーション医療とDX(デジタルトランスフォーメーション)

パーキンソン病におけるリハビリテーション医療DX

大山彦光*

Abstract パーキンソン病では対症療法として薬物療法やデバイスを用いた治療を行うが，運動機能を維持するためには，運動療法およびリハビリテーションが重要である．パーキンソン病に特化したリハビリテーションを提供できる施設は少なく，専門性の高いリハビリテーションへのアクセスは非常に限られている．リハビリテーションへのアクセスを改善する1つのソリューションとして医療デジタルトランスフォーメーションがある．パーキンソン病のリハビリテーションにおいては，ビデオ・オン・デマンド方式，スマートフォンアプリ，ビデオ通話システム，バーチャルリアリティなどを用いた遠隔リハビリテーション技術の研究がすでに始まっており，エビデンスが蓄積しつつあるが，実用化に向けてはまだ課題も多い．

Key words オンラインリハビリテーション(online rehabilitation)，スマートフォンアプリ(mobile phone application)，ウェアラブルデバイス(wearable device)，人工知能(artificial Intelligence；AI)

はじめに

パーキンソン病は進行性の神経変性疾患であり，運動症状を中心に様々な症状を呈する．根治治療はなく，対症療法として薬物療法やデバイスを用いた治療を行うが，運動機能を維持するためには，運動療法およびリハビリテーションが重要である．現在，発症初期の患者にはリハビリテーションに対する医療保険または介護保険でのサポートがない．また，進行期においても，医療保険で通所のリハビリテーションはサポートは十分でない．また，パーキンソン病専門のリハビリテーションを提供できる施設は少なく，専門性の高いリハビリテーションへのアクセスは非常に限られている．リハビリテーションへのアクセスを改善する1つのソリューションとして医療デジタルトランスフォーメーション(DX)が挙げられる．DXとはデジタル技術を活用してビジネスや社会のあり方を根本的に変革することであり，医療においてもその応用が模索されつつある．本稿ではパーキンソン病における遠隔DXの現状と未来展望について概説する．

パーキンソン病とは

パーキンソン病は，中脳黒質のドパミン神経が徐々に変性・脱落し，脳内のドパミンが枯渇する結果，基底核回路の異常が生じ，動作緩慢，筋固縮，振戦などの運動症状が生じる疾患である．最近では，認知機能障害，精神症状，睡眠障害，嗅覚障害，自律神経障害，疼痛など様々な非運動症状が生じることもわかってきた．

1961年にドパミンの前駆体であるレボドパが

---

* Genko OYAMA, 〒350-0495 埼玉県入間郡毛呂山町毛呂本郷38 埼玉医科大学脳神経内科・脳卒中内科，教授

初めてヒトで治療応用されるまで効果的な治療法はなかったが，その後は，ドパミン補充療法がパーキンソン病治療のゴールドスタンダードとなった．さらに，レボドパの末梢での分解を阻害する脱炭酸酵素阻害剤，COMT(catechol-O-methyltransferace)阻害剤，ドパミン受容体作動薬，ドパミンの中枢での分解を阻害するモノアミン酸化酵素B阻害剤など様々な薬剤が開発され，生命予後は格段に改善している．しかし，病期の進行とともに，薬効が短くなるウェアリングオフや，薬剤過剰による不随意運動であるジスキネジアといった，運動合併症が問題となる．薬剤による調整が困難な進行期パーキンソン病には，ポンプを用いて経腸的にレボドパを持続注入するレボドパカルビドパ経腸療法や，脳内に電極を挿入し胸部に挿入したパルス発生装置で持続的に電気刺激を行って基底核回路を調整する脳深部刺激療法といったデバイス補助療法などが用いられる[1]．

これらの薬物療法およびデバイス補助療法は，体を動かすための必要条件ではあるが，十分条件ではなく，運動機能および日常生活動作(ADL)を高いレベルで維持していくためには，運動療法およびリハビリテーションが重要であり，必須といっても良い．

パーキンソン病におけるリハビリテーション

筋肉のこわばりを緩和し，関節の可動域を広げるためのストレッチ，筋力を強化し，動作を安定させるための筋力トレーニング，転倒リスクを減らすためのバランス訓練が基本となる．運動の種類としては，全般的理学療法，エクササイズ，トレッドミル，キューを使った代償戦略，ダンス，太極拳，卓球などでエビデンスが報告されているが，どの治療法が優れているかは明確ではなく，患者の生活スタイルや好みに合わせて個別化していく必要がある．また，リハビリテーションの介入時期については，早期にリハビリテーションを開始することで，運動機能の低下を遅らせることができるため，発症初期段階からの開始が重要である．また，運動の習慣化によって長期的な運動の継続が促される．さらに，進行期においては，薬剤治療抵抗性の体軸症状やすくみ・歩行障害が主体となってくるため，さらにリハビリテーションの重要性が増してくる．したがって，パーキンソン病においては個々の病期・病状に応じた専門性の高いリハビリテーションを発症した時点から終末期に至るまで継続することが重要である[2]．

パーキンソン病診療および リハビリテーションにおける医療DXのニーズ

上述のようにパーキンソン病の治療法は急速に進歩しており常にアップデートをすること，さらに，変動する患者の状態に合わせて常に適切な治療選択を行うことが患者の生活の質(QOL)を維持するために重要である．海外のデータでは，プライマリーケア医と脳神経内科専門医によるフォローによって生命予後が変わるという報告もある[3]．したがって，パーキンソン病の治療においては，診断から終末期に至るまで専門医が治療に関与し続けることが重要である．

また，進行期パーキンソン病の日内変動や日差変動に対しては，外来受診時のいわゆる「スナップショット」の診察だけではなく，自宅での調子の悪い状態についても把握することが，適切な症状コントロールを行うためには必要である．さらに，発症初期の患者にはリハビリテーションに対する医療保険または介護保険でのサポートはなく，進行期においても，医療保険での通所のリハビリテーションはサポートは十分でなく，主に介護保険を利用してのデイサービスなどが提供されているが，パーキンソン病専門のリハビリテーションを提供できる施設は少なく，専門性の高いリハビリテーションへのアクセスは非常に限られている．これらの専門医療機関やリハビリテーションへのアクセスを改善すること，家庭での状態の把握を改善するソリューションとして医療DXのニーズがある．

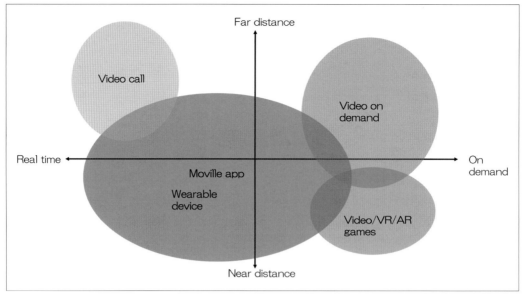

図1. パーキンソン病のリハビリテーションにおける医療DXの方法論

パーキンソン病における医療DXの歴史

現在の医療DXの方向性としては遠隔医療とデジタル化が挙げられる．遠隔医療の研究は1950年代の精神科のグループ療法や放射線画像診断分野で始まり，神経内科分野では脳卒中の分野で，特に血栓溶解療法を速やかに行うために1990年代に研究が盛んに行われた[4]．本邦では，1997年に，遠隔診療は一定の条件においては，医師法第20条の無診察診療の禁止に抵触しないことが明確化され，2018年度の診療報酬改定で，厚生労働省は，ICTを活用した健康増進，医療に関する行為全般を遠隔医療と定義し，遠隔医療のうち，医師-患者間でICTを通じて，患者の診察および診断を行い，診断の伝達や処方等の診療行為をリアルタイムに行うことを「オンライン診療」と定義し，初めて保険収載された[5]．

パーキンソン病においては，1993年に，パーキンソン病の標準的な運動評価スケールであるthe Unified Parkinson's Disease Rating Scale (UPDRS)スコアが，ビデオ会議システムを通じて評価が可能であることが示された[6]．その後，認知機能や日常生活動作についても遠隔で評価が可能であることが示された[7)8]．また，パーキンソン病に対する遠隔医療は有効で満足度が高いことが示され[9]，無作為化比較試験においても，遠隔診療[10)~14)]の有用性が示されている．

パーキンソン病のリハビリテーションにおける医療DX

パーキンソン病のリハビリテーションにおける医療DXの方法論は図1のように，すなわちリハビリテーションの提供者との距離がその場であるか遠隔であるか，提供の方法がリアルタイムであるかオン・デマンドであるかで分類することができる．

1．ビデオ・オン・デマンド

ビデオ・オン・デマンドは，動画データをオンラインでみて利用者が動画に従ってリハビリテーションを行うもので，最もシンプルなオンラインリハビリテーションの提供法である．本邦でもコロナ禍の機関に複数の医療機関やリハビリテーション施設から家でできるリハビリテーション用ビデオが公開された．順天堂大学では，パーキンソン病に特化したものではないが，「リハビリのプロが監修！自宅で出来る運動プログラム」(https://youtu.be/ZJMeOAo1DoA?si=5uGbeeWObCJnnMUP)を公開している．

2．スマートフォンアプリ

スマートフォンアプリでは，オンラインでなくてもいつでもリハビリテーションにアクセスできる．海外では「9zest Parkinson's Therapy & Exercises」，本邦では，「パキトレ体操ナビ」といったアプリが公開されている．スマートフォンアプリとウェアラブルデバイスと連動させ，リアルタイムに歩行評価を行い，音声メッセージやキューを出すことにより歩行を改善する使い方も考えられる（ABF-gait app）[15]．スマートフォンアプリを用いたパーキンソン病患者の在宅運動トレーニングプログラムの実現可能性，有用性，治療効果を検証した研究では高いアドヒアランス，満足度が示され，運動能力の改善が示された[16]．

3．ビデオ通話システム

遠隔でリアルタイムでリハビリテーションを提供する方法としてはライブストリーミングを放送する方法があり，ビデオ・オン・デマンドよりは，臨場感や参加型となりアドヒアランスが高まる可能性がある[17]．海外の報告では tele-rehabilitation や remote rehabilitation といったように遠隔リハビリテーションという用語が多く使用されるが，オンライン診療と同様に遠隔地にビデオ通話を用いて双方向性にリハビリテーションを行う場合は「オンライン」リハビリテーションと定義できる．近年では「オンライン」リハビリテーションのランダム化比較試験が複数報告されている．オーストラリアで行われたオンラインLSVTの試験では，対面と比較して非劣性であることを示している[18]．また，ブラジルのアマゾンで行われたランダム化比較試験では，アドヒアランスが高まっただけでなく，歩行の改善も見られたことを示している[19]．

オランダで行われた二重盲検ランダム化比較試験でも，運動症状の改善効果を示されている[20]．その他にもオンラインのボイストレーニングでは，言語療法と歌唱介入によって，声の強さが改善し[21]，オンラインで行った課題指向型サーキットトレーニングは上肢の運動機能を改善したことが報告されている．

4．バーチャルリアリティ（VR）

バーチャルリアリティー（VR）を応用したリハビリテーションも広く行われている．筆者らは，VR空間内に何もない部屋を再現し，前後・左右・斜めにランダムに徐々に傾いていくようにし，傾きに気づいたらボタンを押すという「ヴァーチャルスペースティルト試験」を，健常者，Pisa症候群（体幹が横に傾く症状）のないパーキンソン病，およびPisa症候群のあるパーキンソン病の患者で行ったところ，75％の人が傾いたと感じる角度が，Pisa症候群があるパーキンソン病患者で大きい，つまり傾きの検知がしづらいことを見出した[22]．将来的にはこの現象を利用して，曲がっている側と逆に部屋を傾けるなどすると姿勢のリハビリテーションになるかもしれない．実際に，VRを使ったパーキンソン病のリハビリテーションプログラムは近年増加しており，コクランのシステマティックレビューにおいてもVRリハビリテーションの歩行およびバランスへの効果について有効性が示されている[23]．

5．AIの応用

医療DXの最大のメリットはビックデータを人工知能（AI）を用いて解析できることである．パーキンソン病のリハビリテーションにもAIの利用が考えられる．筆者らは，IBMワトソンを用いた遠隔医療用のAIチャットボットアプリを開発した[24]．本アプリは，人と会話をするなかで，会話情報の自然言語処理を行い，患者の健康状態などのレポートをダッシュボードに表示するもので，診療の効率化のために開発されたが，このアプリを用いた研究では，AIチャットボットアプリによる会話による介入効果を調べるため，20名の患者で週1回の医師との遠隔対話のみの群と，医師との対話に加えて，チャットボットを使用する群でランダム化比較試験を行い，医師とのオンライン通話中に記録された表情特長と音声特長の変化を調べたところ，AIチャットボットの介入により，最大および平均笑顔度，笑顔の立ち上がりの

上昇がみられ，つなぎ言葉が減少する効果がみられた．このことから，AIチャットボットとの毎日の会話によって，パーキンソン病の音声や表情のリハビリテーションにも応用できる可能性が示唆された．

今後の展望と課題

現状可能なオンラインリハビリテーションには課題がある．特に現場でのサポートができないため，安全をどのように担保するかが最大の課題である．また，介護が必要な患者ではこれらのデジタルデバイスの操作が難しいため，操作の補助を介護者やリハビリテーションの提供側で行う必要がある場合が多い．将来的にはさらにユーザーフレンドリーなインターフェースの開発が必要であると考える．

結論

パーキンソン病におけるリハビリテーション医療のDXは，遠隔リハビリテーションもしくはデジタルデバイスによるリハビリテーションの応用が考えられ，ビデオ・オン・デマンド方式，スマートフォンアプリ，ビデオ通話システム，VR，AIなどの技術を駆使した遠隔リハビリテーションは，そのアクセス制限を克服するための有望な手段として注目されている．しかし，実用化にはまだ多くの課題が残されており，我々臨床医がシステムの開発などについても深く関わることで，本当に患者にとって有益なシステムの構築につながるのではないだろうか．

文　献

1) 大山彦光, 服部信孝：Device aided therapy. *Med Pract*, **35**(3)：457-462, 2018.
2) 服部信孝編著，順天堂脳神経内科ではこうしている最新パーキンソン病診療，日本医事新報社，2021.
3) Willis AW, et al：Neurologist care in Parkinson disease：a utilization, outcomes, and survival study. *Neurology*, **77**(9)：851-857, 2011.
4) Hatcher-Martin JM, et al：Telemedicine in neurology：Telemedicine work group of the American Academy of neurology update. *Neurology* **94**：30-38, 2020.
5) 厚生労働省：第9回オンライン診療の適切な実施に関する指針の見直しに関する検討会，資料1.
6) Hubble JP, et al：Interactive video conferencing：a means of providing interim care to Parkinson's disease patients. *Mov Disord*, **8**(3)：380-382, 1993.
7) Hoffmann T, et al：Using the Internet to assess activities of daily living and hand function in people with Parkinson's disease. *NeuroRehabilitation*, **23**(3)：253-261, 2008.
8) Stillerova T, et al：Could everyday technology improve access to assessments? A pilot study on the feasibility of screening cognition in people with Parkinson's disease using the Montreal Cognitive Assessment via internet videoconferencing. *Aust Occup Ther J*, **63**(6)：373-380, 2016.
9) Samii A, et al：Telemedicine for delivery of health care in Parkinson's disease. *J Telemed Telecare*, **12**(1)：16-18, 2006.
10) Biglan KM, et al：Telemedicine for the care of nursing home residents with Parkinson's disease. *Mov Disord*, **24**(7)：1073-1076, 2009.
11) Dorsey ER, et al：Randomized controlled clinical trial of "virtual house calls" for Parkinson disease. *JAMA Neurol*, **70**(5)：565-570, 2013.
12) Cubo E, et al：Prospective study on cost-effectiveness of home-based motor assessment in Parkinson's disease. *J Telemed Telecare*, **23**(2)：328-338, 2017.
13) Beck CA, et al：National randomized controlled trial of virtual house calls for Parkinson disease. *Neurology*, **89**：1152-1161, 2017.
14) Sekimoto S, et al：A randomized crossover pilot study of telemedicine delivered via iPads in Parkinson's disease. Parkinsons Dis, 9403295, 2019.
Summary 本邦において行われたランダム化クロスオーバー試験で，タブレットを用いたパーキンソン病患者の遠隔医療は安全で満足度が高いことを示した．
15) Casamassima F, et al：A wearable system for gait training in subjects with Parkinson's disease. *Sensors*(*Basel*), **14**(4)：6229-6246, 2014.

16) Putzolu M, et al：Home-based exercise training by using a smartphone app in patients with Parkinson's disease：a feasibility study. *Front Neurol*, **14**：1205386, 2023.
17) Ha J, et al：Effectiveness of Live-Streaming Tele-Exercise Intervention in Patients With Parkinson's Disease：A Pilot Study. *J Mov Disord*, **17**(2)：189-197, 2024.
18) Constantinescu G, et al：Treating disordered speech and voice in Parkinson's disease online：a randomized controlled non-inferiority trial. *Int J Lang Commun Disord*, **46**(1)：1-16, 2011.
19) Ramos LFP, et al：Feasibility and effectiveness of a remote individual rehabilitation program for people with Parkinson's disease living in the Brazilian Amazon：a randomized clinical trial. *Front Neurol*, **14**：1244661, 2023.
20) van der Kolk, NM：Effectiveness of home-based and remotely supervised aerobic exercise in Parkinson's disease：a double-blind, randomised controlled trial. *Lancet Neurol*, **18**：998-1008, 2019.
21) Mohseni Z, et al：Voice improvement following conventional speech therapy combined with singing intervention in people with Parkinson's disease：A three-arm randomised controlled trial. *Int J Lang Commun Disord*, **58**：1752-1767, 2023.
22) Sasaki F, et al：Impaired virtual space-tilting perception in Parkinson's disease with Pisa syndrome. *Parkinsonism Relat Disord*, **104**：30-34, 2022.
23) Dockx K, et al：Virtual reality for rehabilitation in Parkinson's disease. *Cochrane Database Syst Rev*, **12**：CD010760, 2016.
   Summary　パーキンソン病のリハビリテーションにおけるバーチャルリアリティ技術は，歩幅とストライド長の中程度の改善効果があることを示唆したメタ解析である．
24) Ogawa M, et al：Can AI make people happy? The effect of AI-based chatbot on smile and speech in Parkinson's disease. *Parkinsonism Relat Disord*, **99**：43-46, 2022.

特集／リハビリテーション医療とDX(デジタルトランスフォーメーション)

脳損傷後の視覚評価におけるリハビリテーション医療への応用

大松聡子[*1]　松井孝子[*2]　清水朋美[*3]　河島則天[*4]

Abstract 脳損傷後に生じる視覚障害は多岐にわたり，視野障害や半側空間無視，注意障害，視覚認知障害，複視を含む眼球運動障害，視力低下などが挙げられる．視覚障害は，患者の日常生活やQOLに多大な影響を及ぼすことから，適切な評価とそれに基づくリハビリテーションが不可欠である．ただしリハビリテーション医療の現場では運動麻痺や言語障害と比較し一見すると障害そのものがわかり難く，患者自身の自覚も不十分なことがあるため，明らかな症状がなければ見逃されることも多い状況である．そのため本稿では，まず脳損傷後に生じる視覚障害の代表的な評価と評価結果の見方について概説し，そのうえで，数ある視覚障害の中でも，筆者がこれまで取り組んできた視野障害と半側空間無視に焦点を当てて，症例を通じた具体的な説明を交えて残存機能を把握するための補足的な評価に関して紹介し，リハビリテーション医療へのつながりを含めて提示していく．

Key words 脳卒中(stroke)，視覚障害(visual impairment)，視野障害(visual field deficits)，半側空間無視(unilateral spatial neglect)

はじめに

視覚障害は脳卒中をはじめとする脳損傷後に多様な形で現れる．既存の眼疾患を除き，新たに発症した視覚障害の発生率は，急性期を除くと約3割[1]に上る．視野欠損，半側空間無視(unilateral spatial neglect；USN)，注意障害，視覚認知障害，複視を含む眼球運動障害，視力低下などが含まれる[2)3)]．これらの視覚障害は日常生活や，生活の質に大きな影響を与え疲労や抑うつ，社会的孤立に繋がる可能性があることから[4)]，適切な評価とそれに基づくリハビリテーションが重要である[2)]．しかし，運動麻痺や言語障害と比較して，視覚障害そのものは臨床で一見して把握しにくく，患者自身も十分に自覚されないこともあるため，見過ごされることがしばしばある[1)5)]．そのため，症状を見逃さず診断し，適切なリハビリテーションや退院後の生活支援につなげていく必要がある[6)]．一方，視覚評価は単に症状を見過ごさないだけでなく，患者の残存機能を理解するためにも重要である．

視覚評価の重要性に関して理解したうえで，本稿では脳損傷後に生じる視覚障害とその代表的な評価を概説し，特に視野障害と半側空間無視に焦点を当てて，症例を通じた具体例を交えて残存機能を把握するための評価に関して紹介し，リハビ

[*1] Satoko OHMATSU, 〒359-8555 埼玉県所沢市並木4-1 元・国立障害者リハビリテーションセンター病院リハビリテーション部再生医療リハビリテーション室
[*2] Takako MATSUI, 国立障害者リハビリテーションセンター病院リハビリテーション部眼科ロービジョン訓練部門
[*3] Tomomi SHIMIZU, 国立障害者リハビリテーションセンター病院第二診療部
[*4] Noritaka KAWASHIMA, 国立障害者リハビリテーションセンター研究所運動機能系障害研究部神経筋機能障害研究室

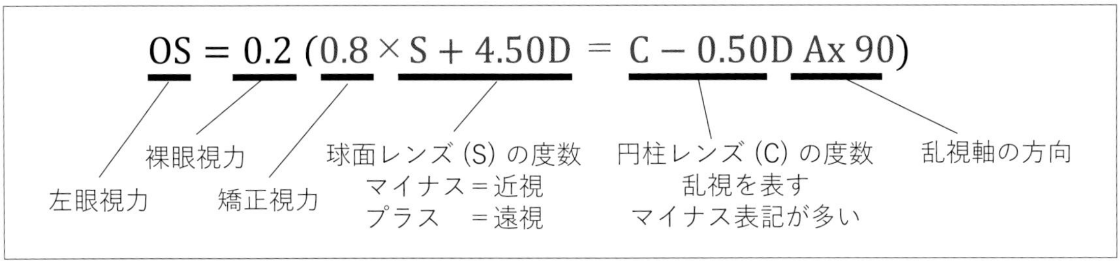

$$\underline{OS} = \underline{0.2} \; (\underline{0.8} \times \underline{S + 4.50D} = \underline{C - 0.50D} \; \underline{Ax \, 90})$$

- 左眼視力
- 裸眼視力
- 矯正視力
- 球面レンズ(S)の度数 マイナス=近視 プラス=遠視
- 円柱レンズ(C)の度数 乱視を表す マイナス表記が多い
- 乱視軸の方向

図 1. 視力検査結果の見方

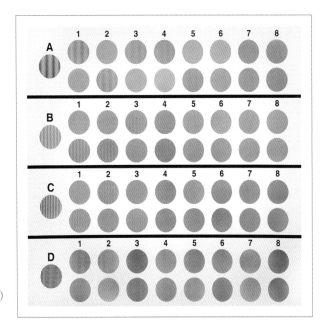

図 2.
縞見表コントラスト感度
(GOOD-LITE 社製 CSV-1000E)

リテーション医療への応用について言及する．

脳損傷後に生じる代表的な視覚障害と検査・評価

1. 視力・コントラスト感度の低下(眼科での検査)

視索の損傷を除けば，一側性の視交叉後の脳損傷で視力低下することは一般的に少ない．しかし，コントラスト感度[7]や明順応・暗順応[7]は一側の交叉後損傷で障害される．これは，文字や標識を読むなどの高解像度を要する場面だけでなく，物の輪郭や段差の認識などにも影響を及ぼす．Roweら[2]によると脳卒中後の視覚障害の25%に視力低下が認められ，そのうち白内障や加齢黄斑変性，緑内障など眼病変が約1/3を占め約7割は眼鏡を要するという．高齢であれば視力低下の可能性があり，未診断や未治療・未対応の視力低下は転倒の危険因子となる．またリハビリテーションや生活動作の低下にもつながるため，重要である．

・視力検査：ランドルト環や文字の並んだ視力検査表に対し，遠見視力は5m離れたところから，近見視力は30cm離れたところから片目ずつ見て，どの大きさまで見えるかどうかを検査する．裸眼視力と最もよく見える矯正視力の両方を測定する．遠見視力は移動時に，近見視力は読書やスマホなど手元作業時に必要となる視力であり，本人の主観にかかわらず手持ちの眼鏡が適切であるかの確認が必要である．検査結果の見方は図1に示す通り．右眼は Oculus Dexter(OD) 左眼は Oculus Sinister(OS) とラテン語で表記だったが，最近では右眼 Right Eye(RE)，左眼 Left Eye(LE)表記も増えてきている．レンズの単位はD(ジオプトリ)である．

・コントラスト感度検査：明暗(コントラスト)を

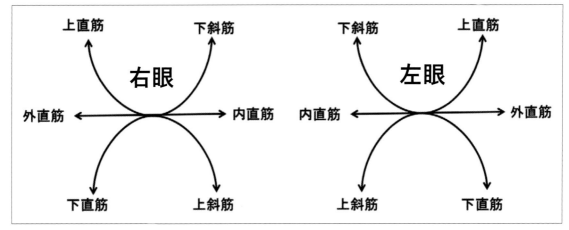

図 3. 外眼筋の作用方向

区別する能力を測定する検査では，1～8 まで順に上下どちらの円に縞があるか回答してもらう(図2)．ランドルト環での視力検査は高コントラストの視標であり，日常の視認対象と異なるため，日常に近い見え方を反映するコントラスト感度が有用である．裸眼・矯正視力が良好でも「何となく見えにくい」などの訴えが聞かれる場合はコントラスト感度の低下が疑われる．眼疾患による影響であれば治療対象となり，脳血管疾患の影響であれば，生活環境に関する調整や工夫が必要となる．

2．眼球運動(眼科以外で一部観察可)

脳幹や小脳病変，外傷性脳損傷による眼球運動障害は両眼視下で眼の位置(眼位)のズレによる複視症状を呈するため，一眼を隠した単眼視で複視が消失するか確認を行い，眼位・眼球運動に問題がないか鑑別する．

・眼球運動評価：まず正面視で斜視がないか眼位を確認．その後，症例に視標を注視させ，上下，左右，斜めの 8 方向を追視してもらう[8](図3)．眼位のずれは麻痺筋の作用方向で最大になるため，動きの左右差や複視の強まる方向，眼振の有無・出現位置を確認する．顔が動く場合，顎に指を添えるなどして対応する．動画記録を行うと眼瞼の状態と眼位を同時に記録できる．複視がある場合，二重に見えるだけでなく，奥行きや距離感がつかみにくくなるため，段差昇降や手すりの把持への影響に注意が必要となる．

・注意点：眼球運動障害による複視症状が長期間続くことで，麻痺眼の視覚情報を抑制する可能性があるため注意を要する[9]．片眼ずつの情報が高次視覚処理において 1 つのものとして統合されているかを確認する．眼科には斜視や神経眼科を専門とする外来で両眼視機能検査の対応が可能であるため，必要に応じて眼科へ相談する．

3．視野障害(眼科以外で一部観察可)

脳卒中の 2～6 割弱が視野障害を呈すると推定されており[2]，視野障害の 7 割が同名半盲，約 3 割が四分盲，一部の欠損など様々に生じる．視野障害の約 7 割は黄斑回避がみられ，中心窩から 0.5°～5°程度は保存される[10]．黄斑回避が 5°以下の場合，半盲に伴う文章読解が難しくなり，注視の安定性が低下し読み速度が低下する[11)12]．これを半盲性難読[13]と呼ぶ．視野障害は緑内障や加齢黄斑変性などの眼疾患においても起こり得るため，必要に応じて眼科へ相談する．

・対座法検査：眼科以外でも可能な評価．検者と被検者が向かい合って座り，片目ずつ隠して検者の一点を被検者に注視させ検者の指を周辺から移動し，検者の指の動きが確認できた点でその範囲を確認する．左右上下空間を確認し視野欠損のスクリーニングを行い，異常がある際は以下の詳細な検査を行う．

・動的視野検査：ゴールドマン視野計で計測し，視野の範囲と形状を一眼ずつ調べる．移動時や周辺視の認識に重要である．視標の大きさが小さくなり，光の明るさが弱くなるほどイソプター(等感度線)は小さくなり感度が高くなる．中心より耳側 15°～20°辺りに生理的暗点であるマリオッ

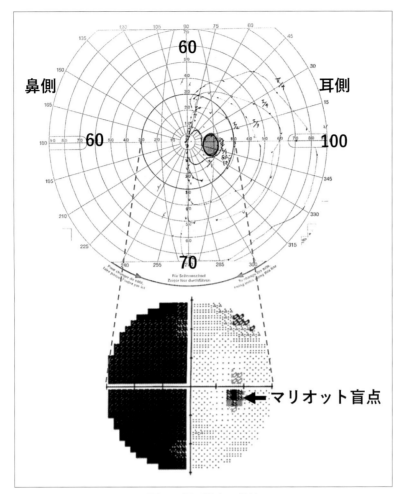

図 4. 視野検査の結果

ト盲点がある(図 4).
・静的視野検査:自動視野計の代表であるハンフリー自動視野計は主に 30°までの網膜感度を一眼ずつ詳細に測定できる.矯正視力と中心視野障害が考えられる場合に有用である.
・観察評価:FLASH[14]と呼ばれる観察ベースの定性的な評価法がある.頭部の位置や自発的な視線の方向,視線の偏りの有無,机上課題中の頭部代償戦略や,移動時のぶつかりや反応を観察しスコアを付ける.ただし日本語版がないため,観察の参考程度として利用することをすすめる.

4.QOL 評価(眼科以外で可)

・視覚に関連した健康関連 QOL 評価(NEI-VFQ25)[15]:51 項目からなる質問の信頼性が高く,有効な 25 項目からなる短縮バージョン.質問票による自己記入か面接にて自覚症状(一般的視力,眼痛,近見視活動困難,遠見視活動困難,視覚の見えにくさによる社会機能の制限,精神衛生上の問題,役割の制限,他者への依存,運転困難,色覚の困難,周辺視野の困難)に関する回答をする.各項目のスコアは 0〜100 点の間で換算され,スコアが高いほど視力特異的 QOL が良好であることを示す.対象者の生活における視覚の活用状況を推定するために重要である.

5.USN(眼科医以外で可)

USN は空間性注意機能の障害であり,損傷半球の対側の刺激を発見し応答することが難しくなる.視空間だけでなく身体空間に対する影響がある場合があり,また USN 症状に関する病識が乏しいという特徴もみられることから,リハビリ

テーションの進みが遅く日常生活能力全般の回復に影響を及ぼす[16]ことが知られている．USNの詳細は本誌の2024年3月号を参照いただきたい．

・スクリーニング評価(SIAS)：50 cmのテープを対象者の目の前約50 cmに提示し，テープの中央を指で示してもらう．2回行い，中央からのずれが大きい値を採用．中央からのずれが3 cm未満は3点，3 cm以上5 cm未満は2点，5 cm以上15 cm未満は1点，15 cm以上は0点．消去現象(NIHSS)にも含まれており，左右どちらかの空間に対する刺激に対しては応答可能だが，左右空間同時に刺激を提示されると右のみ検出可能で左空間に対する応答が難しくなる現象を示す．

・日常生活における行動観察評価Catherine Bergego Scale(CBS)[17]：現在，最も症状の検出力が高い方法として知られている方法として知られている．生活動作を10項目に分け，様々な状況下での行動の左右差を確認する．各項目に対して医療従事者が観察した客観評価と患者自身による主観評価に分けて4段階で採点を行い，客観評価が1点でもあればUSNの診断となる．生活上の無視症状把握に加え，客観評価と主観評価の差分によって病識の程度を把握できる．CBSの評価基準や指示内容を明確にして，評価者間のばらつきを軽減するために開発されたマニュアルKF-NAP®[18]は日本語にも翻訳されており，Kessler財団のHPからダウンロードできる(図6-a)．

・机上検査：BIT通常検査[19][20]は，特に発症後早期の段階では感度よく検出することができる[21]．合計点がカットオフ値(131点)以下でUSNと診断されるが，各下位検査でカットオフ点以下のものが1つでもあれば，USNが疑われる．その場合は見落としや誤りがみられる空間に左右差があるかどうかで判断する．ただし特に慢性期では症状が検出しにくいため，可能な限り日常生活上の評価を行うことが推奨されている[22]．

脳損傷後の視野障害と半側空間無視の合併

視野障害はUSNと独立した症候だが，よく合併し，実際に区別が難しい場合がある[23]．USNにおける半盲の合併は重症度に影響しないとの報告が多い[24]が，この報告における無視症状の重症度は机上検査のみで判断されており，外発的な刺激への応答の機能を担う受動的注意機能の側面による評価が不十分である．したがって，半盲の有無とUSNの重症度や慢性化等の回復過程については，さらなる検討が必要である．

視野障害はADLやQOLに多大な影響を及ぼすにもかかわらず，現状では視野障害に対する有効な介入手段が確立していない[25]．脳損傷に起因する視野障害の場合，視野障害単独の症状だけでなくより高次なUSN症状の合併が多く区別が難しい[23]ことも要因の1つとして考えられる．実際，同名半盲の単独症状であれば，見えない盲空間に眼球を動かす代償動作を行うことで対象の視認や刺激に対する応答を成立させることができるが，脳損傷後の同名半盲の半数以上が成立しないと報告されている[26]．これまでの臨床現場では眼疾患の治療評価に用いられる一眼ずつの検査で視野障害の有無や範囲を評価する手段として視野検査が用いられていた．しかし，この検査は先述した通り一定の集中力や注意水準を要求される[27]ことから，USNを呈する場合にはその影響が反映されることが想定され，視野範囲を過小評価している可能性が考えられる．

筆者らが経験した1例を紹介する．

40歳代男性の症例は，右後頭および頭頂領域の脳出血を発症して半年後に左同名半盲の診断を受けた．視力は1.2と保たれているが，視野検査では左視野全体が欠損し，生活において左側にぶつかることがあった．一方，周辺視に対する点滅や動的刺激に対し，左下視野以外で視線応答が可能であった(図5-a)．MRI拡散テンソル画像では視放線腹側枝が描出(図5-b)され，盲空間とされる左上視野の刺激検出が可能だったことから，左下四分盲の可能性が示唆された．視野が保たれている場所での両側刺激に関して左側を見落とす消去現象が一部見られたことから，視野障害に加え

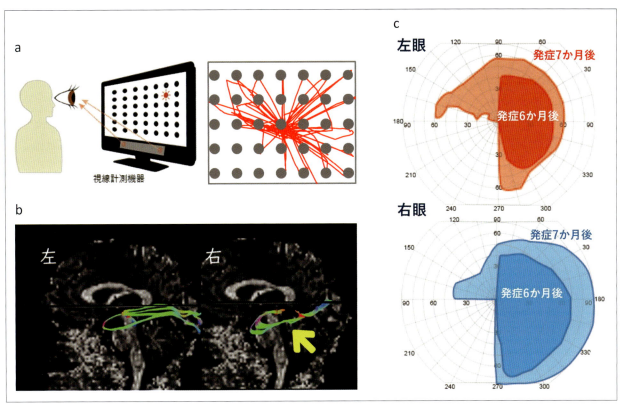

図 5. 視野障害と USN の合併症例について
a：周辺視に対する点滅刺激に対する視線応答（赤線）
b：MRI 拡散テンソル画像での視放線．非損傷側の左半球では腹側枝・背側枝ともに描出できているが，右半球では腹側枝のみ描出可能．
c：ゴールドマン視野検査の結果．発症 6 か月から 7 か月で半盲から四分盲へ拡大した．

USN が示唆された．盲空間に対する注意要求が高い状態だったことから，左上視野の刺激に対して視線応答ができている結果を示し，左全体ではなく左下視野を中心に注意すること，また注意しすぎると外からの刺激に対して反応しにくくなること[28]を説明し，盲空間の過度な注意配分を軽減できるよう指導した．1 か月後，視野検査で左上が拡大し，左下四分盲となった（**図 5-c**）．自然回復は発症後 3 か月以内に起こり 6 か月以上の慢性期患者の改善は観察されない[29)30)]と言われる中，筆者らは行動検査や脳画像所見を元に残存機能を把握する重要性を再認した．

残存機能の把握のための追加評価

1．脳 MRI

通常の臨床撮像により 1 次視覚野の損傷の確認やその他の損傷部位の同定を行うことは，残存機能を把握するうえで参考となる．加えて，拡散テンソル画像データを利用することで白質神経線維の走行を計算論的に推定できるが，視交叉での交叉や腹側枝の Meyer's loop の蛇行走行に限界がある．これを克服するため，勾配エコーと拡散強調画像を組み合わせて形態を描出できる STIFT（Structure Tensor Informed Fiber Tractography）[31)]や，複数の線維が交叉する領域で線維の方向分布を推定する球面デコンボリューション，高解像度拡散イメージングなどの技術が開発されており，解析手続きの煩雑さを軽減[32)]できれば臨床での活用が期待される．また視覚弁別課題による改善は，課題前の視覚刺激中の機能的 MRI による損傷周辺 1 次視覚野の賦活量によって予測されたとの報告[33)]もあり，機能的 MRI も残存機能の把握に活用できる可能性がある．

2．視線計測

視野障害があると盲空間の端で注視時間が延長しやすく[34)]，特に動画や難易度が高まることでそ

の特徴が強まる報告[35]や，視線計測を介したフィードバックを行うなどリハビリテーションへの応用報告[36]がある．また黄斑回避が5°以下の半盲性難読に対して，4文字以上の単語で盲空間に注視しやすく，同じ単語に視線が留まりやすい傾向があるなど，視線計測を通じた特徴が把握されている．その他，視線はUSN症状の影響が強く反映される[37]．視線計測による評価が机上検査を補完する有用な手段[38]として報告されるなど，近年USNに対する多くの報告がみられる．視線計測機器自体も多様となっており，価格帯も抑えられていることから，将来的な臨床現場における活用が期待される．

3．盲視に関する評価

患者が自身の障害に気づいていないAnton症候群のような病態失認とは反対に，視覚野の損傷により意識的な視覚経験を失った患者が，視覚情報を無意識に処理し視覚刺激に反応できる現象を「盲視」[39]という．例えば，何も見えなかったと報告しているにもかかわらず，盲空間の視覚刺激に対する強制選択をしてもらうと，チャンスレベル以上に弁別が可能となる．この盲視能力はすべての視野障害に見られるわけではなく，上丘や視床枕といった皮質下構造や外側膝状体などの残存に依存する．上丘や視床枕といった皮質下構造や外側膝状体などの残存に依存する可能性が指摘される[40]．

リハビリテーション医療への応用

1．半盲に対するリハビリテーション

直接機能回復を促さない代償療法でも生活の質を改善する可能性について2019年のコクランレビュー[25]で言及されている．半盲は読書や運転，人や物などの認識，ナビゲートが生活自立とQOLに影響を及ぼすが，現状では積極的な介入には至っていない．その要因には3つの認識不足がある可能性が指摘[41]されている．1つ目は脳卒中後の視覚障害には総合的なケアの選択肢があること，2つ目は部分的な視野障害でも対象者の生活や人生に多大な影響を与えること．そして3つ目は患者自身が視野障害に対するリハビリテーションを望んでいる[42]ことである．以上を踏まえると，脳卒中後の視覚障害に関して眼科と連携しながら情報提供を含め介入対象として認識する必要があると考えられる．

半盲に対する介入は以下の3つのうち①代償療法と②代替療法が主流であるが，どちらも眼科へ相談のうえで検討されたい．

① 代償療法：眼球／頭部運動，サッケード（視線を素早く動かす急速眼球運動）など残存する視覚能力を使用することによる代償療法[43]．近年は標準化されたプログラムを多くの対象者が利用できるようにするため，ウェブベースの代償療法の報告が多い．Eye-Search（半盲の眼球代償練習）（図6-e）やRead-Right（半盲の英語版の文章読解練習）は無料で使用できるアプリケーションである．これらの代償療法はQOLを拡大する可能性があるが，さらなる検証が必要である．

② 代替療法：視野の見える範囲に視覚情報を移動するプリズムレンズの利用[44]．

③ 盲空間を直接拡大するため，盲空間と正常視野の境界に外部刺激を与えて検出練習をする境界領域練習[45]．

近年では③による数週間から数か月にわたる集中介入後に眼球運動代償では説明できない視覚機能回復が多く報告[33][46]されており，集中介入により残存機能を高める可能性が示されている[33]．さらに，特に回復を促しやすい発症後3か月以内に積極的な介入を行う意義[47]についても言及されており，運動麻痺同様，早期からの介入の必要性が示唆されている．以上のように眼科への相談と連携をしながら，視野検査やMRI画像，コンピュータや視線計測を適宜活用しながら残存機能を把握しリハビリテーション医療につなげていくことで，患者のより良い見え方が生活の質の向上につながる可能性があると言えるだろう．

図 6. お役立ちサイト
a：KF-NAP® の評価マニュアルがダウンロード可能な Kessler 財団のサイト.
b：日本眼科医会によるロービジョンケア施設全国一覧サイト.
c：日本眼科医会によるロービジョンケア情報(福祉制度や補助具・便利グッズの紹介)サイト.
d：日本視野画像学会による視野セルフチェックサイト(スマートフォン非対応のため，PC 版ブラウザ推奨).
e：簡易的視野検査と半盲の眼球代償トレーニングサイト(英語).

2．リハビリテーション科と眼科との連携について

　診療科の違いで「眼が見えにくいなら眼科へ」「頭の病気で目が見えにくいなら脳外科やリハビリテーション科へ」と受診に困るケースは少なくない．リハビリテーション科で視覚関連の症状を呈する場合や眼鏡が適していない可能性がある場合であれば特に，眼科へコンサルの依頼を積極的に行っていく必要があるだろう．発症による症状の場合，評価からケアまで積極的に対応している眼科を選びたいものである．眼科領域では視覚リハビリテーションよりロービジョンケアという言葉が根づいている．日本眼科医会の HP にはロービジョンケアに対応できる全国の施設が一覧できるサイト(図 6-b)があり，参考にして頂きたい．リハビリテーション医療領域との連携の手段の 1 つとしてロービジョン連携手帳という視野や視力をはじめとする医療情報が記載された手帳が日本ロービジョン学会連携委員会から発行されている．これはお薬手帳のように患者自身が所持し，視覚情報の提示ができるものとしての活用が期待される．

文　献

1) Sand KM, et al：Diagnosis and rehabilitation of visual field defects in stroke patients：a retrospective audit. *Cerebrovasc Dis Extra*, 2(1)：17-23, 2012.
2) Rowe F, et al：Visual impairment following stroke：do stroke patients require vision assessment? *Age Ageing*, 38(2)：188-193, 2009.
3) Hepworth LR, et al：Post-stroke visual impairment：a systematic literature review of types and recovery of visual conditions. *Ophthalmol Res Int J*, Published online：1-43, 2016.
4) Rowe FJ：The importance of accurate visual assessment after stroke. *Expert Rev Ophthalmol*, 6(2)：133-136, 2011.
5) Berthold-Lindstedt M, et al：Visual dysfunction is underestimated in patients with acquired brain injury. *J Rehabil Med*, 49(4)：327-332, 2017.
6) Falkenberg HK, et al："Invisible" visual impairments. A qualitative study of stroke survivors' experience of vision symptoms, health services and impact of visual impairments. *BMC Health Serv Res*, 20(1)：302, 2020.
7) Zihl J, Kerkhoff G：Foveal photopic and scotopic adaptation in patients with brain damage. *Clin*

Vis Sci, 5(2) : 185-195, 1990.
8) 近藤正樹，水野敏樹：視覚症状—視野異常，眼球運動障害・複視の診かた．*Medicina(Mex)*, 51(7) : 1228-1231, 2014.
9) Economides JR, et al : Interocular Suppression in Primary Visual Cortex in Strabismus. *J Neurosci*, 41(25) : 5522-5533, 2021.
10) Kerkhoff G : Restorative and compensatory therapy approaches in cerebral blindness—A review. *Restor Neurol Neurosci*, 15(2-3) : 255-271, 1999.
11) Reinhard JI, et al : Eye movements during saccadic and fixation tasks in patients with homonymous hemianopia. *J Neuroophthalmol*, 34(4) : 354, 2014.
12) Rubino C, et al : The impact of central sparing on the word-length effect in hemianopia. *Cogn Neuropsychol*, 33(7-8) : 353-361, 2016.
13) 平山和美：脳損傷による視覚障害のリハビリテーション．医学書院，2004.
14) Lucatello S, et al : FunctionaL assessment scale of hemianopia(FLASH) : A new multidisciplinary tool to assess hemianopia in patients with severe acquired brain injury. *Healthcare*, 11(21) : 2883, 2023.
15) Suzukamo Y, et al : Psychometric properties of the 25-item national eye institute visual function questionnaire(NEI VFQ-25), Japanese version. *Health Qual Life Outcomes*, 3 : 65, 2005.
16) Gillen R, et al : Unilateral spatial neglect : relation to rehabilitation outcomes in patients with right hemisphere stroke. *Arch Phys Med Rehabil*, 86(4) : 763-767, 2005.
17) Azouvi P, et al : Behavioral assessment of unilateral neglect : Study of the psychometric properties of the Catherine Bergego Scale, *Arch Phys Med Rehabil*, 84(1) : 51-57, 2003.
18) Chen P, et al : Kessler Foundation Neglect Assessment Process uniquely measures spatial neglect during activities of daily living. *Arch Phys Med Rehabil*, 96(5) : 869-876, 2015.
19) Wilson B : Behaviourai inattention test. 1999.
20) 石合純夫(BIT 日本版作成委員会代表)：BIT 行動性無視検査 日本版，新興医学出版社，1999.
21) Rengachary J, et al : Is the posner reaction time test more accurate than clinical tests in detecting left neglect in acute and chronic stroke? *Arch Phys Med Rehabil*, 90(12) : 2081-2088, 2009.
22) Moore M, et al : Rapid screening for neglect following stroke : a systematic search and European Academy of Neurology recommendations. *Eur J Neurol*, 29(9) : 2596-2606, 2022.
23) Jones SA, Shinton RA : Improving outcome in stroke patients with visual problems. *Age Ageing*, 35(6) : 560-565, 2006.
24) Halligan PW, et al : Do visual field deficits exacerbate visuo-spatial neglect? *J Neurol Neurosurg Psychiatry*, 53 : 487-491, 1990.
25) Pollock A, et al : Interventions for visual field defects in people with stroke. *Cochrane Database Syst Rev*, 5(5) : CD008388, 2019.
Summary 脳卒中後の視野障害に対する介入効果について調べたシステマティックレビュー論文．
26) Zihl J : Visual scanning behavior in patients with homonymous hemianopia. *Neuropsychologia*, 33(3) : 287-303, 1995.
27) Wall M, et al : The effect of attention on conventional automated perimetry and luminance size threshold perimetry. *Invest Ophthalmol Vis Sci*, 45(1) : 342-350, 2004.
28) Corbetta M, et al : The reorienting system of the human brain : from environment to theory of mind. *Neuron*, 58(3) : 306-324, 2008.
29) Zhang X, et al : Natural history of homonymous hemianopia. *Neurology*, 66(6) : 901-905, 2006.
30) Zhang X, et al : Homonymous hemianopias : clinical-anatomic correlations in 904 cases. *Neurology*, 66(6) : 906-910, 2006.
31) Kleinnijenhuis M, et al : Structure tensor informed fiber tractography(STIFT) by combining gradient echo MRI and diffusion weighted imaging. *NeuroImage*, 59(4) : 3941-3954, 2012.
32) Kammen A, et al : Automated retinofugal visual pathway reconstruction with multi-shell HARDI and FOD-based analysis. *Neuro Image*, 125 : 767-779, 2016.
33) Barbot A, et al : Spared perilesional V1 activity underlies training-induced recovery of luminance detection sensitivity in cortically-blind patients. *Nat Commun*, 12(1) : 6102, 2021.
34) Fellrath J, Ptak R : The role of visual saliency for the allocation of attention : Evidence from spatial neglect and hemianopia—ScienceDirect.

(Accessed June 3, 2024.)
〔https://www.sciencedirect.com/science/article/abs/pii/S0028393215300208?via%3Dihub〕

35) Hardiess G, et al：Functional compensation of visual field deficits in hemianopic patients under the influence of different task demands. *Vision Res*, **50**(12)：1158-1172, 2010.

36) Gestefeld B, et al：Eye tracking and virtual reality in the rehabilitation of mobility of hemianopia patients：a user experience study. *Vis Rehabil Int*, **11**(1)：7-19, 2020.

37) Cazzoli D, et al：The influence of naturalistic, directionally non-specific motion on the spatial deployment of visual attention in right-hemispheric stroke. *Neuropsychologia*, **92**：181-189, 2016.

38) Cox JA, Aimola Davies AM：Keeping an eye on visual search patterns in visuospatial neglect：a systematic review. *Neuropsychologia*, **146**：107547, 2020.

39) Weiskrantz L：Blindsight revisited. *Curr Opin Neurobiol*, **6**(2)：215-220, 1996.

40) Urbanski M, et al：Visualizing the blind brain：brain imaging of visual field defects from early recovery to rehabilitation techniques. *Front Integr Neurosci*, **8**：74, 2014.

41) Saionz EL, et al：Rehabilitation of cortically-induced visual field loss. *Curr Opin Neurol*, **34**(1)：67-74, 2021.
　Summary 後天性の視野障害を対象とした研究に焦点を当て，自然回復の過程や特定介入後の脳の変化を紹介する総説論文．

42) Hanna K, et al：A qualitative exploration of the sociology of poststroke visual impairments and the associated health inequalities. *Brain Behav*, **10**(8)：e01738, 2020.

43) Bolognini N, et al：Visual search improvement in hemianopic patients after audio-visual stimulation. *Brain*, **128**(12)：2830-2842, 2005.

44) Bowers AR, et al：Community-based trial of a peripheral prism visual field expansion device for hemianopia. *Arch Ophthalmol*, **126**(5)：657-664, 2008.

45) Raemaekers M, et al：Effects of vision restoration training on early visual cortex in patients with cerebral blindness investigated with functional magnetic resonance imaging. *J Neurophysiol*, **105**(2)：872-882, 2011.

46) Ajina S, et al：Increased visual sensitivity and occipital activity in patients with hemianopia following vision rehabilitation. *J Neurosci*, **41**(28)：5994-6005, 2021.

47) Saionz EL, et al：Functional preservation and enhanced capacity for visual restoration in subacute occipital stroke. *Brain*, **143**(6)：1857-1872, 2020.
　Summary 視覚領域損傷後の半盲に対するトレーニングを亜急性期に行う意義について示した論文．

運動器臨床解剖学 改訂第2版

4年ぶりの大改訂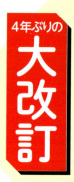

― チーム秋田の「メゾ解剖学」基本講座 ―

編集 東京科学大学
秋田恵一　二村昭元

2024年5月発行　B5判　248頁
定価6,490円（本体5,900円＋税）

「関節鏡視下手術時代に必要なメゾ（中間の）解剖学」がアップデート！

肩、肘、手、股、膝、足を中心に、今までの解剖学の「通説」を覆す新しい知見をまとめた第1版に、その後のさらなる研究で判明し得た新知見を追加し大幅にボリュームアップしました。初めてお手に取りいただく先生にはもちろんのこと、第1版をお手元にお持ちの先生にも必ずまた新たな発見があるはずです。

目次

I章　総論
　チーム秋田の臨床解剖学とは

II章　各論＜部位別トピックスと新たな臨床解剖学的知見＞

肩関節の解剖
1. 肩関節包による肩関節安定化
2. 肩甲帯を支配する神経の解剖
3. 腱板前上方断裂に関する解剖
4. 腱板後上方断裂に関する解剖
5. 小円筋の臨床に関係する解剖と筋活動
6. 肩鎖関節脱臼に関する解剖
7. 小胸筋に関する解剖

肘関節の解剖
1. 肘関節の安定性に関する前方関節包の解剖
2. 肘関節外側部の安定化
3. 肘関節内側部の安定化

手関節の解剖
1. 母指MP関節尺側側副靱帯損傷に関する解剖
2. 母指CM関節の安定化に関する解剖
3. 方形回内筋の解剖
4. 橈骨遠位端掌側部の骨形態
5. 三角線維軟骨複合体の解剖

股関節の解剖
1. 股関節手術に必要な短外旋筋群の解剖
2. 股関節包前上方部に関する解剖
3. 輪帯の解剖
4. 中殿筋腱断裂に関する解剖
5. ハムストリング筋群，特に大腿二頭筋の長頭と半腱様筋の起始部の特徴
6. 骨盤底筋と股関節周囲筋の機能的関わり

膝関節の解剖
1. 下腿前面の皮神経の分布と鵞足周囲の筋膜の層構造
2. 前・後十字靱帯の解剖
3. 内側膝蓋大腿靱帯の解剖
4. 膝関節の前外側支持組織の解剖

足関節の解剖
1. 足関節の外側靱帯損傷の解剖
2. 足根洞症候群と距骨下関節不安定症に関する解剖
3. 成人扁平足の病態と足関節の内側安定化機構
4. シンデスモーシスの解剖

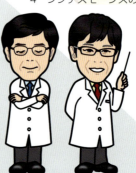

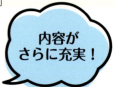
内容がさらに充実！

全日本病院出版会
〒113-0033　東京都文京区本郷3-16-4　Tel:03-5689-5989
www.zenniti.com　　　　　　　　　　　　Fax:03-5689-8030

特集／リハビリテーション医療とDX(デジタルトランスフォーメーション)

脳画像による脳内ネットワークの評価とリハビリテーション医療への応用

大瀧亮二[*]

Abstract 近年の脳画像解析において，ある一部の脳領域に着目するだけでなく，複数の領域間を接続する「ネットワーク」や脳全体を対象とした「コネクトーム」という概念が重要視されている．脳内ネットワークを評価することによって，患者の病態をより深く理解し，機能的な予後予測やリハビリテーションの立案・効果判定などに役立てることができる．これらのことから，脳内ネットワークを可視化・定量化するために様々な脳画像解析法が考案され，特にfMRIや拡散テンソル画像を用いた研究が盛んに行われている．一方で，臨床現場でこれらの撮像や解析が可能な環境は限られている．そこで近年，臨床現場で一般的に撮像されるT1強調画像を用いて，脳病変によって脳内のどのネットワークがどの程度損傷されたのかを評価可能なdisconnectome解析が開発されている．病態把握に有用なことに加え，長期的な予後予測(運動機能・高次脳機能)にも活用可能である．今後，より簡便で臨床で活用しやすい脳画像解析の普及により，詳細な病態把握と精度の高い予後予測に基づく効果的なリハビリテーションの実践が期待される．

Key words 脳内ネットワーク(brain networks)，機能的磁気共鳴画像法(fMRI)，拡散テンソル画像(DTI)，stroke disconnectome，disconnectome解析

はじめに

近年注目されている脳内ネットワークを脳画像解析によって評価する手法から，脳卒中リハビリテーションにおいてどのようにネットワーク解析を用いるのかまで概説する．本稿では，主に脳卒中後上肢麻痺に対するリハビリテーションや回復のメカニズムに関連した内容に焦点を当てる．

脳内ネットワーク

1．脳内ネットワークとは何か

脳内ネットワークとは，脳内の異なる領域が協調して機能するシステムを指す[1]．従来は特定の領域と他の領域間のつながりに着目した研究が行われてきたが，近年では脳全体における複数領域間の大規模ネットワークを対象とした研究まで発展している．このようなネットワークにおいて，特定の脳領域はノード(接点)，領域間のつながりはエッジ(辺)，これらで構成されるものはグラフと表現され，その数理的特徴を扱う理論をグラフ理論という．近年の脳内ネットワーク解析ではこのグラフ理論を基本理論として，様々な方法が提案されている．

2．脳内ネットワークの種類と指標

脳領域間における結合性(connectivity)は，脳内ネットワークを評価するうえで重要な概念である．脳領域間の結合は構造的ネットワークと機能的ネットワークに大別される．構造的ネットワークは，脳領域間をつなぐ白質線維の状態を主に拡散テンソル画像(diffusion tensor image；DTI)によって推定されるものである．これは構造的結合(structural connectivity)として示される．機能的

---

[*] Ryoji OTAKI，〒 990-8545 山形県山形市沖町 79-1 済生会山形済生病院リハビリテーション部，主任／東北大学大学院医学系研究科，非常勤講師

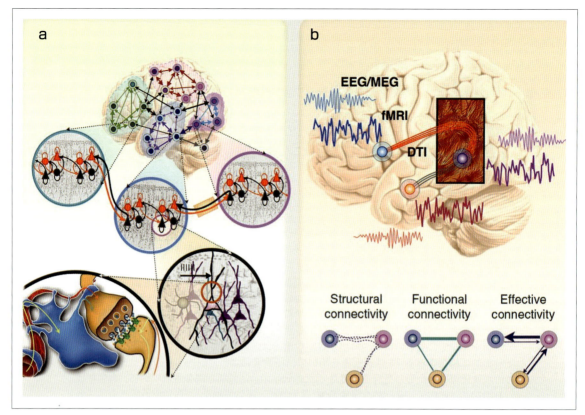

図 1. 脳内ネットワークの概要

a：脳内ネットワークのマルチスケール階層構造の模式図：ネットワークは，ノード（接点）とエッジ（辺）と呼ばれるつながりの集合体である．ネットワークの相互作用単位として定義されるノード自体も，より低い階層レベルで相互作用する小さなノードで構成されるネットワークである．

b：構造的（structural），機能的（functional），および因果的・効果的（effective）な3種類の結合（connectivity）によって定義される脳内ネットワークのエッジの描写．構造的結合は解剖学的な結合を指し，通常は拡散テンソル画像（DTI）の白質線維描出（トラクトグラフィー）によって推定される．これらの接続は破線で示されている．機能的および因果的結合は，通常は fMRI または脳波（EEG）・脳磁図（MEG）信号を使用して測定されるノードの活動から推測される．ノード間の相関によって定義される機能的結合は，方向性や因果関係を提供しないため，矢印なしで示される．因果的結合はモデルを用いた推定によって方向性を評価できるため，矢印で示されている．

（文献1より引用）

ネットワークは，離れた領域間の活動の同期性を functional magnetic resonance imaging（fMRI）の解析などによって表現される．脳活動の時間的相関の程度を示す機能的結合（functional connectivity）は特定の領域間につながりがあることを意味するが，関係の方向性はわからない．一方，ある領域から他の領域への因果的な影響を推定するものとして因果的結合（effective connectivity）がある（**図1**）[1]．なお，effective connectivity は直訳で効果的結合や実効的結合と訳されることもあるが，この指標が示す意味から因果的結合と記載されることが多い．機能的ネットワークにおいては，デフォルトモードネットワークや感覚運動ネットワークなど，複数のネットワークが存在する．

3．脳内ネットワークを評価する臨床的意義

1）病態理解

脳内ネットワークの解析は，脳卒中後の病態を

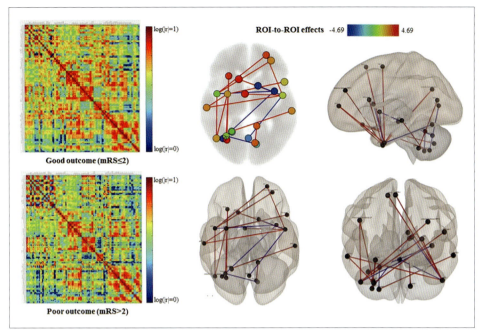

図 2. 脳卒中患者における安静時 fMRI を用いた機能的予後予測
機能的転帰が良好(mRS≦2)および不良(mRS＞2)の患者に対する関心領域(ROI)分析の結果.
左：相関行列. 赤い領域は領域間の相関が高いことを示し, 青い領域は領域間の相関が低いことを示す.
右：発症後 90 日で転帰が良好であった患者群のネットワーク. 機能的転帰が良好な患者は, 不良な患者よりも機能的結合が高く, 右側頭葉と左前頭葉の間, 左側頭葉と右前頭葉の間, 右側頭葉と頭頂葉の間の半球間結合がより高かった.

(文献 3 より引用)

理解するための重要なツールの 1 つである. 脳卒中後の運動障害や高次脳機能障害(言語, 注意, 記憶等)は機能局在に対応した皮質領域だけでなく多様な脳領域の損傷によって出現することが示されている[2]. また, 同一の皮質下領域(視床や基底核)や白質線維(上縦束Ⅱ/Ⅲや前頭斜走路など)の損傷から複数の症状が出現し得ることも報告されている[2]. 上縦束は前頭葉と頭頂葉を, 前頭斜走路であれば補足運動野とブローカ野(下前頭回の弁蓋部・三角部)を連絡する線維であり, それぞれ複数の機能に関わるネットワークである. つまり, 病変部位だけでなく離れた領域の影響も含めた多角的な病態理解が必要である. したがって, どの機能が障害を受けたかだけでなく, どのような能力が残存しているのかを把握するためにも脳内ネットワークの可視化・定量化は重要と言える.

2）予後予測

ネットワーク解析を通じて得られる指標は, 患者の機能的予後を予測するために有用である. これまでの研究では, 構造画像や機能画像を用いた様々な手法が提案されている. たとえば, 近年の安静時 fMRI を用いた研究では, 脳卒中から 90 日後の機能的転帰(modified Rankin Scale；mRS)を予測できるかを調べている[3]. 結果, 転帰が良好な患者は, 転帰が不良な患者よりも機能的結合が高かった(図 2). 発症後 3 日の National Institutes of Health Stroke Scale(NIHSS)は 90 日後の mRS の予測因子(84.2%)であったが, 機能的結合を加えることで精度は 94.7%に上昇した. また最近の研究では, 病変の位置と病変に関連する構造的・機能的脳内ネットワークマッピングを組み合わせることで, 12 か月後の認知および運動機能を予測する試みが報告されている[4].

3）適切なリハビリテーションプログラムの立案と効果検証

ネットワーク解析により, リハビリテーション

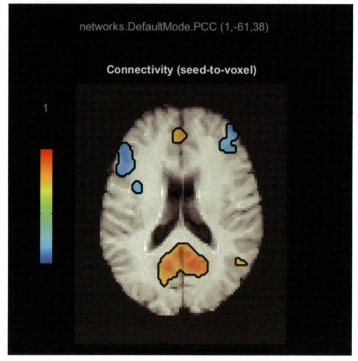

図 3. 安静時 fMRI の解析例（デフォルトモードネットワークの可視化）

プログラムの効果を評価し，最適な治療戦略を立案するためのエビデンスを提供できる可能性がある．Wu らの研究では，亜急性期脳卒中患者を対象としたブレイン・コンピュータ・インターフェース(BCI)を用いたリハビリテーションを実施することで脳内ネットワークの再編成が生じるかどうかを調べている[5]．結果，BCI トレーニングによって上肢機能が改善し，脳の機能的結合は側頭葉，頭頂葉，後頭葉，皮質下領域を含む脳全体で増加した．加えて，体性感覚連合野と被殻の間の半球間機能的結合性の増加は BCI 後の上肢機能改善と正の相関があることが明らかになった．このように，リハビリテーション手法の改善の背景にある脳内メカニズムを理解するためにも脳内ネットワークの評価は有効な手段となり得る．

4．脳内ネットワークの解析法と臨床応用
1）安静時 fMRI

安静時 fMRI は，特定の課題を行っていない状態での脳内ネットワーク活動を評価する手法である．当院において撮像した安静時 fMRI を，CONN(Functional Connectivity SPM toolbox；McGovern Institute of Brain Research, Massachusetts Institute of Technology)という脳画像解析ソフト[6]を用いて解析した例を図3に示す．確認しやすいネットワークの1つであるデフォルトモードネットワークが確認できる．このような解析により，脳の機能的な接続性を評価できる．De Bruyn らの研究では，安静時 fMRI を用いて脳卒中後の感覚障害と機能的接続に関連があることを明らかにし[7]，感覚障害の回復過程やリハビリテーション効果を示す指標として脳内ネットワークも有効である可能性が示されている．

2）課題 fMRI

課題 fMRI では，特定の認知または運動課題を実施中の脳活動を計測する．これにより，脳の特定の領域の活動を評価することができる．Rehme らが行ったメタ解析では，脳卒中患者の麻痺側上肢の運動関連脳活動領域が示されており，健常者と脳卒中者の脳活動の違いを報告した[8]．患者は，健常者と比較して非損傷側一次運動野(M1)，両側腹側運動前野，補足運動野(SMA)の高い活性化尤度を示した(複数の研究で一貫して活性化さ

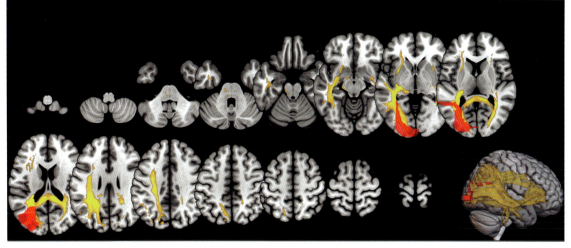

図 4． Disconnectome map の例（標準脳上にサンプルデータの解析結果を表示）

れている可能性が高い）．非損傷側半球の活動は，受動的課題よりも能動的課題でより多く見られた．運動パフォーマンスの向上は，損傷側の M1，前 SMA，非損傷側の運動前野，小脳の活性化尤度の高さと関連していた．同様に，Favre らが実施したメタ解析においても，損傷側 M1 の活動が良好な回復と関連したことを示している[9]．このような結果から，リハビリテーション効果の検証に役立つ可能性を示している．また，Dynamic Causal Modeling（DCM）という手法でネットワークの因果モデルを構築することもできる[10]．具体的には，脳の異なる領域間の結合強度を推定し，これらの結合が課題や条件によってどのように変化するかを評価する．例えば，これまでに脳卒中後の上肢麻痺の回復過程における半球内や半球間の影響が調べられている[11)12)]．結果，発症直後は損傷側の SMA や運動前野から M1 への結合が弱くなるが，この結合が増加すると機能的予後は良好であった．一方で，非損傷側 M1 から損傷側 M1 の結合は一時的には機能回復に貢献するが，抑制的影響が増強すると機能的予後にはネガティブに働くことが明らかになった．このように，fMRI を経時的に計測することにより，上肢機能回復とともに脳機能の変化やネットワークを評価することができる．

3）DTI

DTI は，白質の微細構造の状態を可視化・定量化するための手法である．これにより，脳卒中後の損傷経路を特定し，運動機能や高次脳機能などの臨床指標との関係を調べることが可能である．したがって，どのような神経路がどの程度保たれているかを評価することで，機能的帰結の予測に役立てることができる．従来から行われてきた代表的な研究では，DTI を用いて皮質脊髄路の損傷・変性の程度が脳卒中後の運動機能と関連していることが明らかにされている[13]．また，皮質脊髄路だけでなく皮質網様体路について調べた研究がある[14]．結果，皮質脊髄路または皮質網様体路のどちらか一方の損傷よりも両方の障害で上肢機能や歩行機能が有意に低いことを示した．

4）T1 強調画像を用いた 損傷ネットワーク（disconnectome）解析

fMRI や DTI を用いた機能的予後予測がこれまで多く報告されているが，一般的な臨床現場で fMRI や DTI を計測することは容易ではない．そこで，臨床において撮像されることも多い T1 強調画像を用いた損傷ネットワーク解析として disconnectome 解析というものがある[15]．disconnectome の解析は，BCBtoolkit[16] を用いて行われ，より深い病態理解や運動機能・高次脳機能障害の長期的な予後予測に有用である（**図 4～7**）．病変に

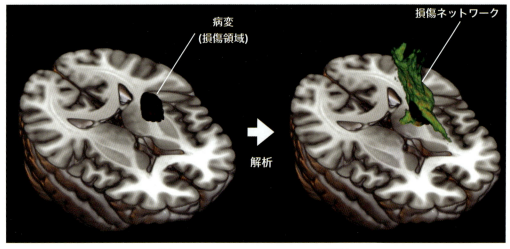

図 5. Stroke disconnectome の解析例
ある病変の位置からどのようなネットワークが損傷されているかを可視化できる．赤黒い領域が病変であり，緑の領域は病変によって損傷されたネットワーク（disconnectome）を示している．

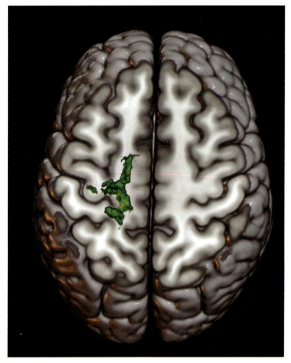

図 6.
病変により影響をうけたネットワークの可視化
損傷側半球の一次運動野（皮質脊髄路）などが含まれていることがわかる．

よって影響を受けたネットワークを可視化するために解析した例を**図 4**に示す．これは，BCBtoolkit内の「Disconnectome Maps」というツールを用いることで解析可能であり，解析した結果を標準脳上に表示させたものである．赤で示す領域が病変の位置であり，黄色で示す領域が病変によって損傷されたネットワークを示している．病変が後頭葉だけでなく，頭頂葉や前頭葉などの離れた領域にまで影響を及ぼしていることがわかる．他の症例の解析結果を**図 5**に示す．赤黒く示している領域が病変であり，緑色で示しているのが病変により損傷されたネットワークである．病変がある

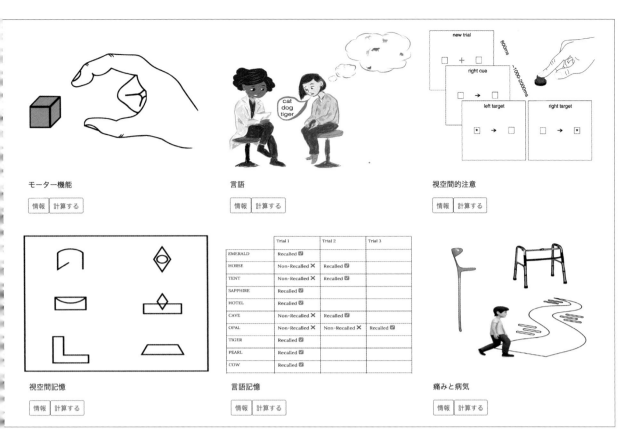

図 7．損傷ネットワークを解析したファイル（disconnectome map）を用いた運動機能や高次脳機能障害の長期的な予後予測

文献 15 に記載された Web サイトにアクセスすると，DSD Web アプリケーション（http://disconnectomestudio.bcblab.com）を用いて，脳卒中患者の長期的な機能的予後予測に活用することができる．上記のような画面が表示され，予後予測を行いたい項目を選択することで，disconnectome map のデータ（nii.gz ファイル）を用いて予測された数値が算出される．論文や Web サイト内には手順が記載されているため，その通りに実施すれば算出可能である．

（画像：DSD の Web ページから引用）

ことで，皮質脊髄路などの白質線維が損傷していることが視覚的に確認できる．このような図を見ると，まるで対象者の DTI を撮像して解析した結果のようにも見えるが，実際には T1 強調画像を用いて病変マスクを作成することさえできれば，BCBtoolkit を用いて解析することができる．解析結果を標準脳上に示すことで，損傷されたネットワークがどの領域にまで及んでいるかを可視化でき，図 6 の例では M1 を中心にどのような領域に影響があったのかを確認できる．また，このように視覚的に確認するだけでなく，BCBtoolkit 内の「Tractotron」というツールを使えば，病気によってどのネットワークが損傷を受けたのかという神経路の名称，損傷確率・割合を算出してくれる．つまり，損傷されたネットワークを disconnectome maps で可視化し，Tractotron で定量化できるのである．さらには，Disconnectome Symptoms Discoverer（DSD）という Web アプリケーションを用いることで（図 7），上肢機能（ARAT）や歩行能力，高次脳機能（言語，視空間注意，視空間記憶，言語記憶など）に関する 1 年後の長期的な機能的予後予測が可能であり，その有効性が示されている（平均絶対誤差 20％未満）[15]．

他，Bowren らの研究においても，脳損傷部位と関連するネットワークの解析が，長期的な回復予測に有用であったと報告している[4]．

課題と展望

多忙な臨床現場での病態理解や予後予測に活用するには，さらに短時間で簡単に解析ができるようなツール開発や環境整備が必要であろう．新しい技術と手法の導入により，臨床応用の可能性が広がるが，これにはさらなる研究と実証が求められる．

おわりに

脳内ネットワークの解析は個別性の高い脳卒中後の病態把握や予後予測に役立ち，リハビリテーション計画の立案や効果検証に大きな可能性を秘めている．今後の研究により，より効率的で効果的なリハビリテーション戦略が開発されることが期待される．

文　献

1) Park HJ, Friston K：Structural and functional brain networks：from connections to cognition. *Science*, 342：1238411, 2013.
   Summary　脳内ネットワークの概要を理解しやすい論文．構造的結合，機能的結合，因果的結合などの種類や特徴を多くの図と共にわかりやすく説明している．Karl Friston は最も有名な脳画像解析ソフトである SPM の開発者．
2) Corbetta M, et al：Common behavioral clusters and subcortical anatomy in stroke. *Neuron*, 85：927-941, 2015.
3) Puig J, et al：Resting-state functional connectivity magnetic resonance imaging and outcome after acute stroke. *Stroke*, 49：2353, 2018.
4) Bowren M, et al：Post-stroke outcomes predicted from multivariate lesion-behaviour and lesion network mapping. *Brain*, 145：1338-1353, 2022.
5) Wu Q, et al：Brain functional networks study of subacute stroke patients with upper limb dysfunction after comprehensive rehabilitation including BCI training. *Front Neurol*, 10：484460, 2020.
6) Whitfield-Gabrieli S, Nieto-Castanon A：Conn：a functional connectivity toolbox for correlated and anticorrelated brain networks. *Brain Connect*, 2：125-141, 2012.
7) De Bruyn N, et al：Functional network connectivity is altered in patients with upper limb somatosensory impairments in the acute phase post stroke：a cross-sectional study. *PLoS One*, 13：e0205693, 2018.
8) Rehme AK, et al：Activation likelihood estimation meta-analysis of motor-related neural activity after stroke. *Neuroimage*, 59：2771-2782, 2012.
9) Favre I, et al：Upper limb recovery after stroke is associated with ipsilesional primary motor cortical activity：a meta-analysis. *Stroke*, 45：1077-1083, 2014.
10) Friston KJ, et al：Dynamic causal modelling. *Neuroimage*, 19：1273-1302, 2003.
11) Rehme AK, et al：Dynamic causal modeling of cortical activity from the acute to the chronic stage after stroke. *Neuroimage*, 55：1147-1158, 2011.
12) Grefkes C, et al：Recovery from stroke：current concepts and future perspectives. *Neurol Res Pract*, 2：17, 2020.
13) Lindenberg R, et al：Structural integrity of corticospinal motor fibers predicts motor impairment in chronic stroke. *Neurology*, 74：280-287, 2010.
14) Yoo JS, et al：Characteristics of injury of the corticospinal tract and corticoreticular pathway in hemiparetic patients with putaminal hemorrhage. *BMC Neurol*, 14：1-6, 2014.
15) Talozzi L, et al：Latent disconnectome prediction of long-term cognitive-behavioural symptoms in stroke. *Brain*, 146：1963-1978, 2023.
   Summary　Stroke disconnectome に関する論文．無料の解析ツールである BCBtoolkit や運動機能や高次脳機能に関する予後予測 Web アプリケーション DSD の紹介も記載されている．
16) Foulon C, et al：Advanced lesion symptom mapping analyses and implementation as BCBtoolkit. *Gigascience*, 7：1-17, 2018.

MonthlyBook
MEDICAL REHABILITATION

リハビリテーション診療に必要な動作解析

No.289
2023年7月
増刊号

好評

編集企画
総合東京病院リハビリテーション科センター長
宮野佐年

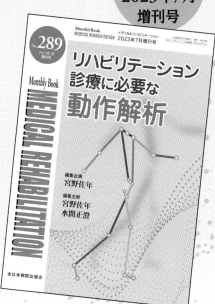

リハビリテーション診療の現場で必要な四肢体幹の機能解剖や日常生活動作の動作解析を、頸部から足の先まで、各分野のエキスパートが臨床的な観点から網羅して解説。明日のリハビリテーション診療に必ず役立つ完全保存版です！

B5判　206頁
定価 5,500円
（本体 5,000円＋税）

CONTENTS

- 動態解析とリハビリテーション
- 歩行分析法
- 正常歩行の観察
- 歩行と代償動作
- 理学療法と動作解析
- 作業療法と動作分析
- 短下肢装具と歩行解析
- 頚椎の機能解剖
- 頚部痛と手のしびれのリハビリテーション診療
- 腰椎の機能解剖
- 腰椎の障がいとリハビリテーション診療
- 肩関節の機能解剖
- 肩の障害とリハビリテーション診療
- 肘関節の機能解剖
- 肘の障害とリハビリテーション診療
- 手・手指の機能解剖
　―リハビリテーションに必要な手・手指の機能解剖について―
- 手・手指の障害とリハビリテーション診療
- 股関節の機能解剖と動作解析
- 変形性股関節症のリハビリテーション診療
　―保存療法とリハビリテーション治療―
- 大腿骨近位部骨折のリハビリテーション療法
- 膝関節の機能解剖
- 前十字靱帯損傷のリハビリテーション診療
- 変形性膝関節症のリハビリテーション診療
- リハビリテーション診療に必要な足関節の機能解剖
- 足関節障害の診断とリハビリテーション

 全日本病院出版会　〒113-0033　東京都文京区本郷 3-16-4　Tel：03-5689-5989
www.zenniti.com　　　　　　　　　　　　　　Fax：03-5689-8030

特集／リハビリテーション医療とDX(デジタルトランスフォーメーション)

リハビリテーション医療×生成 AI：可能性と課題の探究

桑江 豊*

Abstract 近年，医療分野における人工知能(AI)の応用が急速に進んでいる．特に，生成 AI は大量のデータから学習し，新しい情報を生成する能力を持つことから，リハビリテーション医療での活用が期待されている．本稿では，リハビリテーション医療における生成 AI の活用可能性と課題について多角的に論じる．生成 AI は，高齢患者の個別リハビリテーション計画作成や患者向けクリニックレター作成，医学教育など，様々な側面において革新的な応用可能性を示している．一方で，倫理的・法的課題，医学的妥当性と安全性の確保，プライバシー保護とセキュリティ対策，医療従事者とAIの協働体制の構築など，克服すべき課題も存在する．これらの課題に適切に対処しながら，パーソナライズされた高品質リハビリプログラムの提供，新しい治療法の開発，患者中心のケアと学際的イノベーションの実現など，生成 AI の可能性を追求していくことが重要である．

Key words 生成 AI(generative AI)，リハビリテーション医療(rehabilitation medicine)，パーソナライズドケア(personalized care)，倫理的課題(ethical challenges)，学際的イノベーション(interdisciplinary innovation)

はじめに

近年，医療分野における人工知能(AI)の応用が急速に進んでいる．その中でも，生成 AI は大量のデータから学習し，新しい情報を生成する能力を持つことから，医療分野での活用が大いに期待されている[1]．特に，ChatGPTに代表されるトランスフォーマーベースのモデルは，自然言語処理の分野で革新的な成果を上げており，医学教育，研究，臨床実践への応用可能性が示唆されている[2〜5]．

リハビリテーション医療は，身体機能の回復や維持，QOLの向上を目的とし，患者1人1人に合わせた個別のアプローチが重要とされる分野である．しかし，現状では人的リソースや時間的制約により，きめ細やかなケアの提供が困難な状況にある場合がある．この課題に対し，生成 AI の特徴であるパターン認識や予測，個別化されたアウトプットの生成能力を活用することで，リハビリテーション医療の質の向上と効率化が期待できる．

実際，生成 AI はすでに医用画像解析，タンパク質構造予測，臨床文書の自動生成，診断支援，創薬などのヘルスケア分野で活用されている[6]．リハビリテーション医療においても，高齢患者の個別リハビリテーション計画作成への応用可能性が示唆されている[7]．

しかし，生成 AI の医療分野への導入には，正確性や倫理的配慮，内容の独創性と信憑性，潜在的なバイアスなどの課題が存在する[8]．安全で効果的な活用のためには，ガイドラインやベストプラクティスの確立が不可欠である[9〜11)13]．

本稿では，リハビリテーション医療における生成 AI の活用可能性と課題について多角的に論じる．まず，生成 AI の特徴を活かしたリハビリテー

---

* Yutaka KUWAE，〒 283-8555 千葉県東金市求名1　城西国際大学福祉総合学部理学療法学科，准教授

ション医療への応用例を示し，質の向上と効率化の可能性を探る．次に，医学分野での応用における限界と課題を整理し，安全で効果的な活用のための方策を検討する．さらに，リハビリテーション医療における生成AI活用のための具体的な課題と対策を提示し，将来展望を示す．最後に，患者利益を最優先とした生成AI活用の方向性を提言する．

リハビリテーション医療における生成AIの活用可能性

1．高齢者の個別リハビリテーション計画作成への活用

MittalとDhar[7]は，人工知能言語モデルであるChatGPTを用いて，医師が高齢患者のための個別リハビリテーション計画を作成することの可能性を探っている．著者らは，試行錯誤的な質問を通じて，ChatGPTに入力するための最適なパラメータのセットを開発し，これを用いることで患者のニーズと能力に合わせたリハビリテーション計画を生成することに成功した．具体的には，複数の併存疾患を持つ虚弱・サルコペニアの高齢者の術後症例や，変形を伴う関節リウマチと糖尿病性ニューロパチーを持つ患者など，6つの異なる症例シナリオについて，ChatGPTを用いて詳細な身体的，作業的，言語的リハビリテーション計画を作成している．これらの計画には，運動の種類，量，タイミング，頻度，および運動強度の週ごとの増加が含まれている．生成されたリハビリテーション計画は，2名の熟練した老年医学専門医によって定性的に評価され，臨床的に適切であることが確認された．著者らは，ChatGPTの使用が，アクセスの容易さ，個別化されたチャットボット，複雑な複数の併存疾患の統合，追加の人員需要の削減などの利点をもたらすと述べている．

2．患者へのクリニックレター作成への活用

Aliら[11]は，人工知能言語モデルChatGPTを使用して，皮膚がんに関する患者向けのクリニックレターを生成する革新的な研究を行った．この研究では，ChatGPTの活用方法と，それが臨床コミュニケーションに与える潜在的な影響が探究されている．まず臨床医の皮膚がん診療の範囲をカバーする一連の臨床コミュニケーションシナリオを作成した．次に，臨床医がChatGPTを臨床環境で使用する方法をシミュレートするために，チャットボットに入力する省略形の指示を作成した．これらの指示は，特定の指示に従うことから，ガイドラインとそのデータを使用して臨床アドバイスを提供することまで，複雑さが増すように設計された．ChatGPTは，これらの限られた臨床情報を入力として受け取り，患者向けのクリニックレターを自動生成した．生成されたレターは，読みやすさ，事実の正確性，人間らしさの点で評価され，現在の人間が作成するレターと同程度の読解レベルで書かれており，正確性と人間らしさのスコアが高いことが示された．この結果は，ChatGPTが高品質で一貫性のある正確な臨床レターを生成できる可能性を示唆している．

3．米国医師国家試験におけるChatGPTの性能と医学教育への示唆

Kungらの研究[9]は，大規模言語モデルの一種であるChatGPTを用いて，生成AIの医学知識を評価するために革新的な研究を行った．ChatGPTの性能を米国医師国家試験(USMLE)という，医師の専門知識を評価する標準化された試験で評価した．USMLEは，基礎科学，臨床推論，医療管理，生命倫理など，医師に求められる幅広い知識を網羅する3段階の試験である．

試験の結果，ChatGPTはUSMLE Step 1, Step 2CK, Step 3のすべてにおいて，特別な訓練や強化を行わずに，合格点に近い，あるいは合格点を超える成績を収めた．具体的には，Step 1で45.4～75.0%，Step 2CKで54.1～61.5%，Step 3で61.5～68.8%の正解率を示した．この結果は，AIが医師国家試験レベルの知識を有していることを示す初めての知見であり，人工知能の成熟における重要な節目と言える．

生成 AI の医学分野での応用における課題と対策

生成 AI の医療分野への導入には，以下のような課題が存在する．

① 倫理的・法的課題

生成されたコンテンツの独創性，プライバシー，正確性，バイアス，合法性に疑問が生じる可能性がある[12]．著作権侵害や法的責任も無視できない[12]．

② 医学的妥当性と安全性の確保

AI システムが適切にトレーニングされていない場合や，必要なデータが不足している場合，不適切な応答が発生するリスクがある[8]．AI システムの安全性と有効性を評価する基準の不足も，結果の不確実性につながる恐れがある[8]．

③ プライバシー保護とセキュリティ対策

患者のデータを扱う AI システムは，データの機密性を確保し，不正アクセスや流出を防ぐための強固なセキュリティ対策を講じなければならない[8,12]．患者が自身のデータをコントロールできるようにすることも重要である[8]．

④ 医療従事者と AI の協働体制の構築

AI システムは医療専門家の意思決定を支援するツールとして位置づけられるべきであり，人間の専門知識を完全に置き換えるものではない[12]．医療従事者が AI の特性や限界を理解し，適切に活用できるようにするための教育とトレーニングが必要である．

これらの課題に対し以下のような具体的な方策が考えられる．

① 倫理的ガイドラインの策定

包括的な倫理ガイドラインの策定と，AI の医療応用に特化した法的フレームワークの整備が必要となる[8,12,13]．これらには，プライバシー保護，公平性，透明性，そして説明責任に関する具体的な指針を含めるべきである．また，AI システムの開発と運用を監視する倫理審査委員会の設置も有効な手段となり得る．

② 医学的妥当性と安全性検証

厳格な臨床試験の実施が不可欠である．AI システムの性能を継続的にモニタリングし[12]，最新の医学知識を反映させる仕組みを構築することで，システムの信頼性を維持することができる．さらに，多様性を考慮したデータセットで AI を訓練することで，より包括的で信頼性の高いシステムを構築することが可能となる．

③ プライバシーとセキュリティの優先

高度な暗号化技術と匿名化技術の導入が基本となる．厳格なアクセス制御と定期的なセキュリティ監査を実施し，患者自身がデータ使用範囲を管理できるシステムを提供することで，安全性と透明性を確保できる．

④ 医療従事者と AI の協働体制

包括的な AI 教育プログラムの開発が重要である．AI の推論過程を可視化した意思決定支援システムの導入や，多職種連携モデルの確立により，AI と人間の協働による医療の質の向上を図ることができる．

リハビリテーション医療の未来を切り拓く生成 AI：患者中心のケアと学際的イノベーションの実現に向けて

1．パーソナライズされた高品質リハビリテーションプログラムの提供

AI による患者の心理状態の分析と対応：AI による患者の心理状態の分析と対応は，リハビリテーション医療において患者の意欲向上と積極的な参加を促すうえで重要な役割を果たす可能性がある．Gual-Montolio らの研究[14]では，AI ベースの手法が患者の治療反応に応じてリアルタイムに近いかたちで推奨事項を提供することで，心理療法を強化できる可能性が示されている．また，Alam らの研究[15]では，深層畳み込みニューラルネットワークを用いた感情状態の分類において高い精度が達成されたことが報告されており，AI による患者の感情状態の分析の有効性が示唆されている．Shmelova らの研究[16]では，人間の現在の

感情状態を監視することで，状況が悪化する方向に進むのを適時に防ぐことができることが指摘されており，AIによる患者の感情モニタリングの重要性が裏付けられている．

これらの研究結果から，AIが患者の表情，声のトーン，言葉遣いなどから心理状態を分析し，適切な励ましや共感のメッセージを生成することで，患者の意欲を高め，リハビリテーションへの積極的な参加を促すことができる可能性が示唆される．AIによる患者の心理状態の分析と対応は，リハビリテーション医療における患者中心のケアの実現に向けて，重要な役割を果たすと期待される．

2．AIによる患者の嗜好に合わせたリハビリテーションコンテンツの生成

Quagliniらの研究[17]では，コンピュータベースのアプローチが，患者のパフォーマンス，スキル，嗜好に基づいて患者に合わせた運動を自動的に生成することを可能にすると述べられている．これは，AIが患者の嗜好に合わせてリハビリテーションコンテンツを生成するという概念を支持している．また，Esfahlaniらの研究[18]では，手続き的コンテンツ生成とプレイヤーモデリングがリハビリテーションプログラムの質を向上させ，患者のパフォーマンスを測定することが強調されている．これは，AIが患者の嗜好を分析し，それに応じてリハビリテーションコンテンツを生成するという考えを支持している．

これらの研究結果から，AIが患者の趣味や興味などの情報を分析し，それらを考慮したリハビリテーションコンテンツを自動生成することで，患者のモチベーションを高め，リハビリテーションへの積極的な取り組みを促すことができる可能性が示唆される．

3．新しい治療法やアプローチの開発可能性

AIとゲーミフィケーションの融合による魅力的なリハビリテーション体験の提供：AIが患者の能力や進捗状況に合わせてゲーム難易度を自動調整し，達成感と楽しさを感じられるリハビリテーションゲームを提供する．ゲーム内での成果や報酬が現実のリハビリテーション目標と連動することで，患者の意欲とアドヒアランスを高める．

Afyouniらの研究[19]では，リモートリハビリテーションの分野で，パーソナライズされたserious gamesを適応的に生成するフレームワーク「RehaBot」が紹介されている．このフレームワークは，患者の能力や進捗状況に合わせてゲームを調整することで，魅力的なリハビリテーション体験を提供することを目的としており，慢性頚部痛患者に対する臨床研究でその有効性が示されている．また，González-Gonzálezらの研究[20]では，パーソナライズされた運動推奨システムを備えたインテリジェントなexergameベースのリハビリテーションシステムの開発について議論されている．このシステムは，患者の履歴や嗜好に基づいてパーソナライズされたゲームモードを提供することができ，ジェスチャーインタラクションとリハビリテーションアウトカムへの正の影響が強調されている．

これらの研究結果から，AIとゲーミフィケーションを融合することで，患者の能力や進捗状況に合わせてゲーム難易度を調整し，達成感と楽しさを感じられるリハビリテーションゲームを提供できる可能性が示唆される．また，パーソナライズされたゲームモードや適応的なゲーム生成は，患者の意欲とアドヒアランスを高めることにつながると考えられる．

4　生成AIを用いた患者向け教育コンテンツの自動生成

リハビリテーションに関する専門知識や最新の研究成果をわかりやすく説明する患者向けの教育コンテンツを，生成AIが自動で作成する．生成AIを用いた患者向け教育コンテンツの自動生成は，患者の知識と理解を深め，自己管理能力の向上を支援するうえで重要な役割を果たす可能性がある．Karabacakらの研究[21]では，AIとgenerative language modelsが医学教育を強化する機会について議論されており，AI生成コンテンツが

没入型学習環境を促進し，医学生の教育成果を向上させる可能性が示唆されている．これは，生成AIを用いて患者向けの教育コンテンツを作成するという概念を支持している．また，Sardesaiらの研究[22]では，医療トレーニングのための仮想患者エンカウンターを作成するうえでの生成会話型AIの可能性が探られており，この技術の利点と限界が強調されている．これは，生成AIを用いて患者向けの教育コンテンツを作成するという概念を間接的に支持している．さらに，Rajagopalらの研究[23]では，放射線画像データにおける患者の情報ニーズをサポートするための生成AIシステムの可能性が調査されており，実際の患者のニーズに対応するためには多様な会話テーマに対応することの重要性が強調されている．これは，生成AIを用いて患者向けの教育コンテンツを作成する際に考慮すべき重要な側面を示唆している．加えて，Novaの研究[24]では，生成AIモデルが運動，食事，睡眠，服薬に関するパーソナライズされた推奨事項を生成できることが示されている．これは，生成AIを用いて患者向けの教育コンテンツを作成し，自己管理能力の向上を支援するという概念を支持している．これらの研究結果から，生成AIを用いてリハビリテーションに関する専門知識や最新の研究成果をわかりやすく説明する患者向けの教育コンテンツを自動で作成することで，患者の知識と理解を深め，自己管理能力の向上を支援できる可能性が高い．

これらの発展させたアイデアは，生成AIの可能性を多角的に示すものである．パーソナライズされたリハビリテーションプログラムの提供から，革新的な治療法の開発，患者中心のケアの実現，学際的なイノベーションの促進まで，生成AIはリハビリテーション医療の様々な側面に大きな変革をもたらす潜在力を秘めている．これらのアイデアを具体化し，実践につなげていくことが，生成AIを活用したリハビリテーション医療の発展には不可欠である．同時に，倫理的・法的課題への適切な対処を怠らず，患者の安全とプライバシーを最優先しながら，生成AIの可能性を追求していくことが重要である．

結　語

本稿では，リハビリテーション医療における生成AIの活用可能性と課題について多角的に論じてきた．生成AIは，高齢患者の個別リハビリテーション計画作成や患者向けクリニックレター作成，医学教育など，リハビリテーション医療の様々な側面において革新的な応用可能性を示している．同時に，生成AIの医療分野への導入には，倫理的・法的課題，医学的妥当性と安全性の確保，プライバシー保護とセキュリティ対策，医療従事者とAIの協働体制の構築など，克服すべき課題も存在する．

これらの課題に適切に対処しながら，生成AIの可能性を最大限に引き出していくためには，倫理的ガイドラインの策定，医学的妥当性と安全性の検証，プライバシーとセキュリティの優先，医療従事者とAIの協働体制の構築など，具体的な対策を講じていく必要がある．さらに，パーソナライズされた高品質リハビリプログラムの提供，新しい治療法やアプローチの開発，患者中心のケアと学際的イノベーションの実現など，生成AIの活用によって切り拓かれる未来の可能性を追求していくことが重要である．

生成AIの登場は，リハビリテーション医療に大きな変革をもたらす可能性を秘めている．患者1人1人のニーズや特性に合わせた最適なリハビリテーションプログラムの提供，AIとゲーミフィケーションなどの先進技術を融合した革新的な治療法の開発，患者中心のケアの実現，学際的イノベーションの促進など，生成AIはリハビリテーション医療の様々な側面に対して，これまでにない新たなアプローチを提示する．

ただし，生成AIの応用には倫理的・法的課題も伴う．これらの課題に適切に対処しながら，生成AIの可能性を最大限に引き出していくためには，医療従事者，AI研究者，倫理学者，法律家な

ど，多様なステークホルダーが協力して，生成AIの責任ある活用のための枠組みを構築していく必要がある．

リハビリテーション医療における生成AIの未来は，私たち1人1人の手によって切り拓かれていく．患者の安全とプライバシーを最優先しつつ，生成AIの可能性を追求し，患者中心のケアと学際的イノベーションを実現していくことが，これからのリハビリテーション医療に求められている．生成AIの力を結集し，より良いリハビリテーション医療の未来をともに創造していこう．

本記事の作成にあたり，生成AI技術の1つであるClaude(Version 3.0, Opus)を活用しました．執筆プロセスの中で，Claudeを用いて記事の構成，校正・推敲，および誤字脱字チェックを行うことで，効率的に記事の質の向上を図りました．これらの工程において，生成AIを用いた執筆ガイドラインを厳格に遵守しています．生成AIの活用は，著者の意図を尊重しつつ，読者により明快かつ理解しやすい記事を提供することを目的としています．今後も，生成AI技術の責任ある活用を通じて，リハビリテーション医療分野における知識の共有と発展に寄与していくことを目指します．

文　献

1) Zhang PJ, et al：Generative AI in medicine and healthcare：promises, opportunities and challenges. *Future Internet*, **15**：286, 2023.
2) Preiksaitis C, et al：Opportunities, challenges, and future directions of generative artificial intelligence in medical education：scoping review. *JMIR med educ*, **9**：e48785, 2023.
3) Shoja MM, et al：The emerging role of generative artificial intelligence in medical education, research, and practice. *Cureus*, **15**：e40883, 2023.
4) Boscardin CK, et al：ChatGPT and generative artificial intelligence for medical education：potential impact and opportunity. *Acad med*, **99**：22-27, 2024.
5) Karabacak M, et al：The advent of generative language models in medical education. *JMIR med educ*, **9**：e48163, 2023.
6) Shokrollahi Y, et al：A comprehensive review of generative AI in healthcare. arXiv. org［Preprint］, 2023. Available at：〔https://doi.org/10.48550/ARXIV.2310.00795.〕
7) Mittal K, et al：Use of ChatGPT by physicians to build rehabilitation plans for the elderly：a mini-review of case studies. *JIAG*, **19**：86, 2023.
　Summary　ChatGPTによる個別リハビリテーション計画作成の可能性を検討．専門医の知識を補完し複雑な併存疾患にも対応できる質問の工夫が秀逸．
8) Islam MR, et al：Role of ChatGPT in health science and research：a correspondence addressing potential application. *Health Sci Rep*, **6**：e1625, 2023.
9) Kung TH, et al：Performance of ChatGPT on USMLE：potential for AI-assisted medical education using large language models. *PLOS Digital Health*, **2**：e0000198, 2023.
10) Garg RK, et al：Exploring the role of ChatGPT in patient care(diagnosis and treatment)and medical research：a systematic review. *Health Promot Perspect*, **13**：183-191, 2023.
11) Ali SR, et al：Using ChatGPT to write patient clinic letters. *Lancet Digit Health*, **5**：e179-e181, 2023.
12) Dave T, et al：ChatGPT in medicine：an overview of its applications, advantages, limitations, future prospects, and ethical considerations. *Front Artif Intell*, **6**：1169595, 2023.
　Summary　言語モデルであるChatGPTは現時点では，医学分野における人間の作家の役割を完全に引き継ぐことはできないと警鐘を鳴らす．
13) Zohny H, et al：Ethics of generative AI. *J Med Ethics*, **49**：79-80, 2023.
14) Gual-Montolio P, et al：Using artificial intelligence to enhance ongoing psychological interventions for emotional problems in real- or close to real-time：a systematic review. *Int J Environ Res Public Health*, **19**：14824, 2022.
15) Alam MGR, et al：Healthcare IoT-based affective state mining using a deep convolutional neural network. *IEEE Access*, **7**：75292-75307, 2019.

16) Quaglini S, et al：Ontology-based personalization and modulation of computerized cognitive exercises. *AIME*, 439-443, 2009.
17) Esfahlani SS, et al：Intelligent physiotherapy through procedural content generation. Proceedings of the 2016 IEEE Conference on Computational Intelligence and Games(CIG), 1-2, 2016.
18) Shmelova T, et al：Application artificial intelligence for real-time monitoring, diagnostics, and correction human state. International Workshop on Informatics & Data-Driven Medicine, 289-302, 2019.
19) Afyouni I, et al：Adaptive rehabilitation bots in serious games. *Sensors*, 122-135, 2020.
20) González-González CS, et al：Serious games for rehabilitation：Gestural interaction in personalized gamified exercises through a recommender system. *J Biomed Inform*, **97**：103266, 2019.
21) Karabacak M, et al：The advent of generative language models in medical education. *JMIR med educ*, **9**：e48163, 2023.
22) Sardesai N, et al：Utilizing generative conversational artificial intelligence to create simulated patient encounters：a pilot study for anaesthesia training. *Postgrad Med J*, **100**：96-100, 2024.
23) Rajagopal S, et al：Are generative AI systems capable of supporting information needs of patients? arXiv.org [Preprint], 2024. 〔https://doi.org/10.48550/arXiv.2304.14525.〕
24) Nova K：Generative AI in healthcare：Advancements in electronic health records, facilitating medical Languages, and personalized patient care. *JAAHM*, **26**：168-177, 2023.

特集/リハビリテーション医療とDX(デジタルトランスフォーメーション)

上肢機能と活動量の定量化のトピックス

竹林 崇*

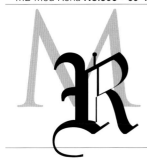

Abstract 現在,あらゆる分野において,デジタルトランスフォーメーション(DX)化の必要性が述べられている.本稿は,リハビリテーション分野の中でも,特に脳卒中後の上肢運動障害に対するリハビリテーションにおけるDX化をテーマに,世界で開発された予後予測法,モーションセンサーを活用した各関節の角度データの収集によるFugl-Meyer Assesmentの上肢項目のスコアを高精度で予測する技術,さらには上肢訓練装置ReoGo-Jを用いたリハビリテーションプログラムの自動設定システムについて紹介している.昨今の労働者不足が顕著な医療領域において,DX化がもたらす効率化や再現性の向上といった恩恵は非常に魅力的であり臨床現場において,今後広く活用される可能性が高い.本稿が,医療の質と対象者のquality of life(QOL)向上につながる臨床現場のDX化の何かしらの参考となれば幸いである.

Key words 脳卒中(stroke),ヒューゲルメイヤー評価法(Fugl-Meyer assessment;FMA),動作分析(motion analysis),モーションセンサ(motion sensor),予後予測(predicting prognosis)

はじめに

近年,医療領域においてもdigital transformation(DX)の必要が言われ,医療DXという言葉で表現されている.厚生労働省によると医療DXとは,保健・医療・介護の各段階(疾病の発症予防,受診,診察・治療・薬剤処方,診断書などの作成,診療報酬の請求,医療介護の連携によるケア,地域医療連携,研究開発など)において発生する情報やデータを,全体最適された基盤(クラウドなど)を通して,保健・医療や介護関係者の業務やシステム,データ保存の外部化・共通化・標準化を図り,国民自身の予防を促進し,より良質な医療やケアを受けられるように,社会や生活のかたちを変えることとされている.

リハビリテーション分野においても,DX化の前提となる病院や施設におけるリハビリテーションに関わるデータのデジタル化も大きく進み,8割以上の回復期リハビリテーション病院で電子カルテが導入されてきた.そういった背景の元,医療機関や福祉施設の間で効率的な情報共有がごく一般的に実施できるようになった.リハビリテーションの現場においても,従来の人による関わりに加えて,計測機器やロボティックスなどの先進技術が活用されるようになり,デジタルデータを用いたリハビリテーションのモニタリングや臨床推論が進みつつある.リハビリテーションの現場においても,モバイルアプリケーションの活用や身体情報集積および解析の自動化,ビックデータの利用などが進められている.

---

* Takashi TAKEBAYASHI,〒583-8555 大阪府羽曳野市はびきの3-7-30 大阪公立大学大学院リハビリテーション学研究科リハビリテーション学専攻,教授

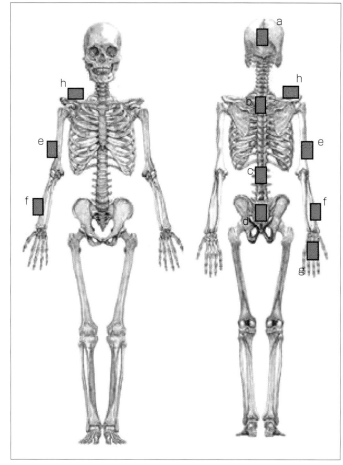

図 1．モーションセンサの設置場所について
a：頭部　b：C7　c：第12腰椎　d：骨盤　e：上腕　f：前腕　g：手の甲　h：上部僧帽筋
（文献11より引用）

　さて，脳卒中後の後遺症の1つとして，上肢の運動障害が挙げられる．この後遺症は，脳卒中を有する対象者のquality of lifeを著しく低下させると言われており，これらに対する取り組みは年々発達を遂げている．加えて，この領域においてもDX化に関する試みは進められている．本稿においては，DXの試みとして実施されている上肢機能評価，予後予測，ロボットを用いた治療戦略の自動化，麻痺手の使用行動を向上させる取り組み，について解説を行っていく．

今後DX化の可能性がある上肢機能評価について

　米国心臓／脳卒中協会が示しているガイドラインによると，脳卒中後の対象者に対するリハビリテーションにおいて，標準化され検証がされ尽くした正当な尺度を用いることが必要と考えられている[2]．脳卒中後に生じる上肢運動障害において，ゴールドスタンダードとされている尺度にFugl-Meyer assessment（FMA）の上肢項目がある．この評価は，1975年にFugl-Meyerらによって開発された．FMAの上肢項目は，脳卒中後の片麻痺の順序だった回復過程を基に設計されており，点数が高くなればなるほど回復が進み，正常な上肢機能に近づいているという解釈となる[3]．また，FMAの上肢項目は，信頼性，妥当性，反応性など，多くの古典的なテスト理論によって正確性が担保されている[4)~9)]．

　FMAの上肢項目の信頼性は，Sullivanら[10]の研究によると級内相関係数で0.98と非常に高い値を示しているものの，これらは特別な同様のト

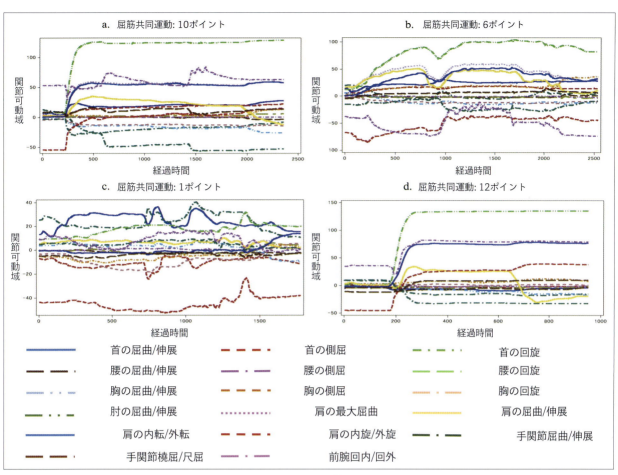

図 2．モーションセンサによって得られるサンプルデータ

（文献11より引用）

レーニングを積んだエキスパート間の値であり，一般的な療法士がこれらを同様な正確さで実行できるとは限らない．また，項目数が33項目あることから，評価する時間と労力がある程度必要な点が課題である．

そこで，2010年以降，KinectやVICON，9軸モーションセンサを用いた動作分析により，脳卒中後の運動障害を捉えようとした動きがある．そういったトレンドの中で，筆者ら上肢に設置した17個の9軸モーションセンサにより，上肢の各関節の関節角度を調査し，それらの値を用いて，23項目のFMAの上肢項目（手指と反射の項目を除いた項目）の点数を推定できるかどうかを検討した[11]．

モーションセンサは図1のように設置した．

モーションセンサによって計測される各関節に関連する関節角度のデータの例として，屈筋共同運動の開始時から終了までのデータを図2に示す．図2-a～cは脳卒中後の対象者，図2-dは健常者のサンプルデータを示している．時間は0.01秒間隔で計測されており，1000ポイントで10秒間を表した．

これらの検討の結果，上肢の各関節の角度を示す17項目のデータから回帰モデルを用いて，80%を超える一致率で推定できたFMAの項目は23項目中17項目（80%以下の予測精度であった6項目の一致率は64.4～75.6%であった）．

さらに，①FMAの屈筋共同運動の項目（0～12点），②FMAの伸筋共同運動（0～6点），③FMAの協調性とスピード（0～6点）を目的変数とし，各

表 1. モーションセンサで測定した関節可動域と FMA の点数

Fugl-Meyer Assessment	従属変数	係　数	p 値	R	R2
屈筋共同運動	（切片）	2.037	0.233	0.907	0.823
	肘の屈曲／伸展	0.062	<0.001		
	肩の屈曲／伸展	0.021	0.011		
	肩の外旋／内旋	0.052	0.001		
伸筋共同運動	（切片）	4.024	<0.001	0.857	0.734
	肘の屈曲／伸展	−0.079	<0.001		
	首の回旋	−0.027	0.001		
	肩の全屈曲	0.157	<0.001		
	肩の屈曲／伸展	−0.077	0.001		
	肩の外転／内転	0.044	0.014		
協調性／スピード	（切片）	1.848	0.021	0.838	0.721
	肘の屈曲／伸展	−0.036	<0.001		
	肩の全屈曲	0.05	<0.001		

（文献 11 より引用）

動作の最終的な四肢の位置の関節角度データ（17項目）を説明変数として重回帰分析を行った．その結果，①FMA の屈筋共同運動の項目では，モーションセンサで測定した肘屈曲・伸展，肩屈曲・伸展，肩外旋・内旋の可動域の値と FMA の屈筋共同運動の値との関連性が $R^2=0.823$，②FMA の伸筋共同運動の項目では，モーションセンサで測定した肘屈曲・伸展，頚部回旋，肩の最大屈曲，肩屈曲・伸展，肩の外転・内転の可動域の値と FMA の伸展共同運動の値との関連性が $R^2=0.734$ であった．一方，③FMA の協調性・スピードの項目では，モーションセンサで測定した肘屈曲・伸展，肩の最大屈曲，肩の内旋・外旋の関節可動域の値と FMA の協調性・スピードの値との関連性が $R^2=0.721$ であった（表1）．

これらの結果から，FMA の屈筋共同運動，伸展共同運動，協調性・スピードの項目については，モーションセンサをはじめとした関節可動域を手軽に測定できる機器があれば，上記で取得した回帰モデルを User interface（UI），User experience（UX）に載せれば，簡便な評価から，上肢機能全般の大凡の点数が予測でき，正確性および評価のための時間と労力といった課題を解決できるかもしれない．

今後 DX 化の可能性がある予後予測について

脳卒中後のリハビリテーションにおいて，予後予測は近年注目されている．ただし，予後予測は多種存在し，どの予後予測が妥当性・信頼性ともに確保されているのかなどを吟味するためには，統計的な知識が必要であり，使用するにも難解であるといった意見を少なからず耳にする．これら，予後予測に関する認知的負荷などの課題を解決することも DX 化の重要なタスクであると思われる．ここでは，画像データと，上記にも記載した FMA の上肢項目より，全般的予後と上肢機能に関する予後を予測し，DX 化の可能性がある予測法を紹介する．

Talozzi ら[12]は，脳画像に関する研究を進める中で，白質線維の切断位置と臨床症状との間に強い関係があることを踏まえ，脳画像から脳全体の白質切断の複合形態空間（disconnectome）を利用し，脳卒中発症から1年後の神経心理学的なスコアを予測するためのツール『Disconnectome Symptoms Discoverer』を開発し，報告している（http://disconnectomestudio.bcblab.com/）．このツール

は,脳画像を加工し,disconnectome を作成し,それらを分析すると発症から 1 年後の物品操作能力,握力,巧緻性,自動運動範囲,歩行機能といった運動機能とその他多彩な認知機能を予測できるツールである.

次に,脳卒中後の上肢運動障害の予後予測法としては,Van der Vliet ら[13]の縦断的混合モデルを利用した FMA の上肢項目の回復曲線予測モデルについて説明する.このモデルは,発症からの対象者の FMA をモデルに代入していくことにより,その後の回復が,回復不良群,中等度群,良好群へ割り付けられるものである.開発者らの研究では,発症から 1 週時点での割り付けの精度は 0.79(95% 等幅区分 = 0.78-0.80),2 週時点で 0.81(95% 等幅区分 = 0.80-0.82)であったとされている.

このモデルは発症からの FMA の上肢項目のサンプルが増えれば増えるほど,精度が上がるとされている.また,一般の臨床においても簡便に使うことができる.こちらのサイト(https://emcbiostatistics.shinyapps.io/LongitudinalMixtureModelFMUE/)の説明文に従い,取得した FMA の上肢項目を入力すると,対象者のおおよその機能予後予測曲線が提示される.これらのように,脳卒中後の上肢運動障害に関する予後予測においては,DX 化のシードはいくつも開発されている.

リハビリテーションアプローチにおける DX 化の可能性

ここまで,脳卒中後の上肢運動障害に関する評価および予後予測について,実現し得る DX 化に関する話題提供を行ってきた.読者の方には,お気づきの方もおられると思うが,キーになるのは正確な尺度で,それを基盤に様々な手続きを簡略化,効率化できる可能性がある.ここでは,アプローチについて論じるが,ここまでと同様に,FMA の上肢項目を使った DX 化の可能性について述べる.

リハビリテーションにおけるアプローチは,様々なものが検討されている.古くは療法士が徒手的に提供する神経筋促通術,最近ではロボットや各種直接刺激装置,生体信号を用いた機器など,様々なアプローチが開発されている.ただし,どんなアプローチでも療法士の習熟度や使用方法によって,介入による結果は異なることが危惧されてきた.例えば,ロボットのように,アプローチに関わるコマンドを入力すれば再現度の高い出力が得られる機器であってもその使用方法によって介入効果が異なるといった報告もなされている[14].

さて,そういった課題を解決すべく,我々は脳卒中後の上肢運動障害に対する練習装置である ReoGo-J に関して標準的なプログラムを作成することを考えた.従来の思考では,マニュアルを作成し,ロボットの使用セミナーなどを開きつつ,ロボットの使用方法の標準化を図っていた.しかしながら,養成校における教育課程にもロボットに関する教育はなく,標準化への道のりは大変厳しいものといった印象を持った.

そこで,FMA の上肢項目を測定できれば,自動的に ReoGo-J に搭載されている項目を自動的に選んでくれるシステムの開発を考えた[15].方法論としては,300 名を超える様々な上肢の運動障害を有する対象者に対して,ReoGo-J を臨床でかなり使用している専門家が,搭載されている 71 項目の課題を 1 つずつ,『簡単すぎる』『適切』『難しすぎる』といった 3 件法で評価し,それらの結果を項目反応理論といった手法を用いて分析した.その結果,FMA の肩肘前腕の点数と,項目反応理論によって推定される対象者の麻痺側上肢の能力値(θ)の相関値は,R = 0.8 と強い関係性を示した[16].したがって,FMA の肩・肘・前腕の点数が明らかとなれば,最適な練習プログラムを上位 5 つリコメンデーションできるシステムが完成した.図 3 に課題の難易度の範囲を一覧で示したものを記載する.この結果,このシステムの効果については,将来的に非劣勢のランダム化比較試験を用いた臨床試験を行う必要はあるため,未知数

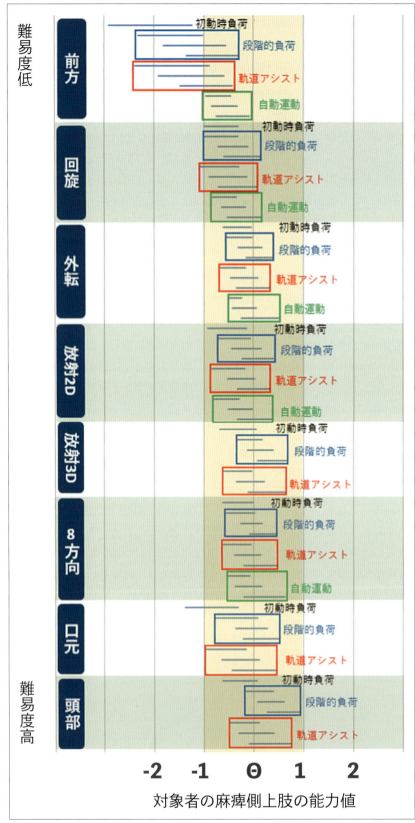

図 3. ReoGo-J の項目の難易度の順番
（文献 16 の内容から図を作成）

な部分な部分はある．しかしながら，現状でも，71項目の課題それぞれの課題難易度の順位を示すパラメーターがFMAの肩肘前腕の点数と高い相関値を示したことから，既に臨床でも機能する可能性は高いと考えている．

おわりに

今回は，脳卒中後の上肢運動障害に対するリハビリテーションにおいて，DX化が見込める分野について，世界的なトレンドおよび我々の研究について解説を行った．リハビリテーションは人という個別性が高く，教師が作りにくい分野で数値化が難しく，AIなどの導入が難しい．ただし，技術の発展や計測技術，研究コンセプトの発展により，少しずつ可能な部分は出てきている．今後もこれらの分野に注力し，臨床や一般業務における効率性と正確性に対する探究が必要だと思われる．

文　献

1) 総務省：医療分野におけるICTの利活用に関する検討会報告書．2006．
〔https://www.soumu.go.jp/main_sosiki/joho_tsusin/policyreports/chousa/iryou_ict/pdf/060323_2_02_1.pdf〕(参照 2024-4-22)
2) Winstein CJ, et al：Guidelines for adult stroke rehabilitation and recovery：A guideline for healthcare professionals from the American Heart Association/American Stroke Association. *Stroke*, **47**：e98-e169, 2016.
3) Platz, T, et al：Arm rehabilitation measurement：ARM；manual for performance and scoring of the Fugl-Meyer Test(arm Section), action research arm test and the box-and-block test；Deutscher Wissenschafts-Verlag(DWV)：Kapperlrodeck, 1-144, 2005.
4) Duncan PW, et al：Reliability of the Fugl-Meyer assessment of sensorimotor recovery following cerebrovascular accident. *Phys. Ther*, **63**：1606-1610, 1983.
5) Wood-Dauphinee SL, Examining outcome measures in a clinical study of stroke. *Stroke*, **21**：731-739, 1990.
6) Sanford, J, et al：Reliability of the Fugl-Meyer assessment for testing motor performance in patients following stroke. *Phys Ther*, **73**：447-454, 1993.
7) Malouin F, et al：Evaluating motor recovery early after stroke：Comparison of the Fugl-Meyer assessment and the motor assessment scale. *Arch Phys Med Rehabil*, **75**：1206-1212, 1994.
8) Lin JH, et al：Psychometric properties of the sensory scale of the Fugl-Meyer assessment in stroke patients. *Clin Rehabil*, **18**：391-397, 2004.
9) Shelton FN, Reding MJ：Effect of lesion location on upper limb motor recovery after stroke. *Stroke*, **32**：107-112, 2001.
10) Sullivan KJ, et al：Fugl-Meyer assessment on sensorimotor function after stroke：standardized training procedure for clinical practice and clinical trials. *Stroke*, **42**：427-432, 2011.
11) Ueyama Y, et al：Attempt to make the upper-limb item of objective Fugl-Meyer assessment using 9-axis motion sensors. *Sonsors(Basel)*, **23**：5213, 2023.
Summary　FMAの上肢評価の一部を9軸加速度計を用いて抽出された関節角度から概算できる可能性が示唆された．
12) Talozzi L, et al：Latent disconnectome prediction of long-term cofnitive-hehabioral symptoms in stroke. *Brain*, **146(5)**：1963-1978, 2023.
13) van der Vliet R, et al：Predicting upper limb motor impairment recovery after stroke：a mixture model. *Ann Neurol*, **87(3)**：383-393, 2020.
Summary　脳卒中後の上肢回復は異なる5つの回復グループに分類され，これに関する予測モデルを開発した．
14) Takebayashi T, et al：Impact of the robotic-assistance level on upper extremity function in stroke patients receiving adjunct robotic rehabilitation：sub-analysis of a randomized clinical trial. *J Neuroeng Rehabil*, **19(1)**：1-10, 2022.
15) Takebayashi T, et al：Development of a program to determine optimal settings for robot-assisted rehabilitation of the post-stroke paretic upper extremity：a simulation study. Scientific Reports, **13(1)**：9217, 2023.
16) Takebayashi T, et al：Automatic setting optimization for robotic upper-extremity rehabilitation in patients with stroke using ReoGo-J：A Cross-sectional clinical trial. Scientific reports, in press.

病院と在宅をつなぐ 脳神経内科の摂食嚥下障害
―病態理解と専門職の視点―

好評書籍

編著 野﨑 園子
関西労災病院 神経内科・リハビリテーション科 部長

2018年10月発行　B5判　156頁
定価 4,950円（本体 4,500円＋税）

「疾患ごとのわかりやすい病態解説＋13の専門職の視点からの解説」
在宅医療における脳神経内科の患者の摂食嚥下障害への介入が丸わかり！さらに、Q&A形式でより具体的な介入のコツとワザを解説しました。在宅医療に携わるすべての方にお役立ていただける一冊です！

Contents

Ⅰ．まずおさえておきたい基礎知識
　1．疾患の摂食嚥下・栄養障害の特徴と対策概論
　2．嚥下機能検査

Ⅱ．疾患概要と嚥下障害の特徴と対策
　1．筋萎縮性側索硬化症
　2．パーキンソン病
　3．進行性核上性麻痺
　4．多系統萎縮症・脊髄小脳変性症
　5．重症筋無力症
　6．ギラン・バレー症候群
　7．筋ジストロフィー
　8．慢性期脳卒中
　9．認知症
　10．呼吸と嚥下障害
　11．経管栄養―胃瘻を中心に―
　12．誤嚥防止術・嚥下機能改善術

Ⅲ．専門職からみた在宅支援のポイント
　　―視点とQ&A―
　1．神経内科医の視点とQ&A
　2．リハビリテーション医の視点とQ&A
　3．耳鼻咽喉科医の視点とQ&A
　4．在宅医の視点とQ&A
　5．歯科医師の視点とQ&A
　6．看護師の視点とQ&A
　7．歯科衛生士の視点とQ&A
　8．言語聴覚士の視点とQ&A
　9．理学療法士の視点とQ&A
　10．作業療法士の視点とQ&A
　11．管理栄養士の視点とQ&A
　12．薬剤師の視点とQ&A
　13．保健師の視点とQ&A

全日本病院出版会　〒113-0033 東京都文京区本郷 3-16-4　Tel:03-5689-5989
www.zenniti.com　Fax:03-5689-8030

ピン・ボード

第49回日本足の外科学会学術集会

会　期：2024年11月7日(木)〜8日(金)
会　場：虎ノ門ヒルズフォーラム(東京都港区)
会　長：窪田　誠
　　　　(東京慈恵会医科大学整形外科学講座教授)
学会テーマ：大切なのは，疑問を持ち続けること
　　―The important thing is not to stop questioning―

プログラム(抜粋)：
招待講演・特別講演：ご高名な先生方をお招きしております．
　"Plano valgus and cavo varus deformity"
　Dr. Bruce J. Sangeorzan(University of Washington Orthopaedics and Sports Medicine. Seattle, USA)
　"Challenging orthopedic foot and ankle surgery beliefs"
　Dr. Harold Kitaoka(Mayo Clinic, Dept. of Orthop. Surg., Rochester, USA)
　「直立二足歩行を支えるヒト足部構造の機能と進化」
　荻原直道 先生(東京大学理学系研究科)

教育研修講演：7講演あり，4つの講演はシンポジウムの直前に行われ，まずその道に深い造詣をお持ちの名誉会員の先生に，診断と治療の変遷についてお話しいただきます．続いて気鋭の中堅の先生に，日本でそして世界で現在どのような治療が行われているのかをお話しいただく予定です．

シンポジウム，パネルディスカッション：シンポジウムは4テーマ，パネルディスカッションは6テーマを予定しております．
　慢性足関節不安定症の病態と治療―どこまで分かっているのか，どこまで治せるのか―
　変形性足関節症の治療―患者満足度の検討―
　成人期扁平足(PCFD)：手術手技の選択―可撓性のある扁平足をトータルでどう扱うか
　外反母趾：治療困難例の検討―うまくいかなかったこと，改善できたこと―　など
　その他，教育研修講演，特別企画，ランチョンセミナー，イブニングセミナーなど，一般演題，ポスターも含め，充実の企画をご用意しております．

《医工連携企画へのご参加依頼》

学術集会の企画1つとして「医工連携企画」を行います．これは足の外科学会の医療安全管理委員会が「安全な医療器機の開発」という目標を掲げて，数年にわたり企画しているものです．

1．医工連携セミナー
学術集会初日，夕刻に医工連携についての概説，実際の進め方などについて講習します．また，医師側のニーズ(アイデア)，企業側のシーズ(技術)を発表する機会を設けます．学術集会への参加登録をいただいた方はどなたでも参加できます．

2．ものづくり企業の展示
学術集会の会場内に，実際に企業がお持ちの技術，製作物を展示する小スペースを設けます．ものづくり企業の展示は無償ですが，学術集会への参加登録費と，医工連携「カンファレンスパーク」への登録，出展の申し込みが必須です．
参加をご希望の企業は，「カンファレンスパーク(https://cpk.jp/conference/69/top)」にご登録のうえ，学術集会運営事務局にメールにてお申し込みください．出展は国内の自社製品開発会社に限らせていただきます．またスペースに限りがあり，出展できない場合がございますので予めご了承ください．

※詳細は，第49回足の外科学会学術集会ホームページをご覧いただくか，または運営事務局にご確認ください．https://www.congre.co.jp/jssf2024/

運営事務局：
第49回日本足の外科学会学術集会(JSSF 2024)
株式会社コングレ内　担当：木場
〒103-8276　東京都中央区日本橋3-10-5
オンワードパークビルディング
E-mail：jssf2024@congre.co.jp
Tel：03-3510-3701　Fax：03-3510-3702

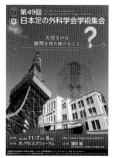

FAXによる注文・住所変更届け

改定：2024年1月

　毎度ご購読いただきましてありがとうございます．
　読者の皆様方に弊社の本をより確実にお届けさせていただくために，FAXでのご注文・住所変更届けを受けつけております．この機会に是非ご利用ください．

◇ご利用方法
　FAX専用注文書・住所変更届けは，そのまま切り離してFAX用紙としてご利用ください．また，注文の場合手続き終了後，ご購入商品と郵便振替用紙を同封してお送りいたします．**代金が税込5,000円をこえる場合，代金引換便とさせて頂きます．**その他，申し込み・変更届けの方法は電話，郵便はがきも同様です．

◇代金引換について
　代金が税込5,000円をこえる場合，代金引換とさせて頂きます．配達員が商品をお届けした際に，現金またはクレジットカード・デビットカードにて代金を配達員にお支払い下さい(本の代金＋消費税＋送料)．(※年間定期購読と同時に5,000円をこえるご注文を頂いた場合は代金引換とはなりません．郵便振替用紙を同封して発送いたします．代金後払いという形になります．送料は，定期購読を含むご注文の場合は弊社が負担します)

◇年間定期購読のお申し込みについて
　年間定期購読は，1年分を前金で頂いておりますため，代金引換とはなりません．郵便振替用紙を本と同封または別送いたします．送料弊社負担，また何月号からでもお申込み頂けます．
　毎年末，次年度定期購読のご案内をお送りいたしますので，定期購読更新のお手間が非常に少なく済みます．

◇住所変更届けについて
　年間購読をお申し込みされております方は，その期間中お届け先が変更します際，必ずご連絡下さいますようよろしくお願い致します．

◇取消，変更について
　取消，変更につきましては，お早めにFAX，お電話でお知らせ下さい．
　返品は，原則として受けつけておりませんが，返品の場合の郵送料はお客様負担とさせていただきます．その際は必ず弊社へご連絡ください．

◇ご送本について
　ご送本につきましては，ご注文がありましてから約1週間前後とみていただきたいと思います．

◇個人情報の利用目的
　お客様から収集させていただいた個人情報，ご注文情報は本サービスを提供する目的(本の発送，ご注文内容の確認，問い合わせに対しての回答等)以外には利用することはございません．

　その他，ご不明な点は弊社までご連絡ください．

株式会社 全日本病院出版会　〒113-0033 東京都文京区本郷3-16-4-7F
電話03(5689)5989　FAX03(5689)8030　郵便振替口座 00160-9-58753

FAX 専用注文書　リハ2410

年　月　日

○印	Monthly Book Medical Rehabilitation	定価(消費税込み)	冊数
	2024年___月〜12月定期購読(送料弊社負担)		
	MB Med Reha No. 305　在宅におけるリハビリテーション診療マニュアル 増刊号	5,500円	
	MB Med Reha No. 300　膝スポーツ障害・外傷のリハビリテーション診療実践マニュアル 増大号	4,400円	
	MB Med Reha No. 293　リハビリテーション医療の現場で役立つくすりの知識 増大号	4,400円	
	MB Med Reha No. 289　リハビリテーション診療に必要な動作解析 増刊号	5,500円	
	MB Med Reha No. 280　運動器の新しい治療法とリハビリテーション診療 増大号	4,400円	
	MB Med Reha No. 276　回復期リハビリテーション病棟における疾患・障害管理のコツ Q&A―困ること，対処法― 増刊号	5,500円	
	バックナンバー(号数と冊数をご記入ください)		

○印	Monthly Book Orthopaedics	定価(消費税込み)	冊数
	2024年___月〜12月定期購読(送料弊社負担)		
	MB Orthopaedics Vol. 37 No. 10　運動器の痛みに対する薬の上手な使いかた 増刊号	6,600円	
	MB Orthopaedics Vol. 37 No. 5　医師とセラピストをつなぐスポーツエコー活用 web動画付 増大号	6,270円	
	バックナンバー(巻数号数と冊数をご記入ください 例：36-12など)		

○印	書籍	定価(消費税込み)	冊数
	運動器臨床解剖学―チーム秋田の「メゾ解剖学」基本講座―改訂第2版	6,490円	
	輝生会がおくる！リハビリテーションチーム研修テキスト―チームアプローチの真髄を理解する―	3,850円	
	四季を楽しむ　ビジュアル嚥下食レシピ	3,960円	
	優投生塾 投球障害攻略マスターガイド【Web動画付き】	7,480円	
	足の総合病院・下北沢病院がおくる！ポケット判 主訴から引く足のプライマリケアマニュアル	6,380円	
	外傷エコー診療のすすめ【Web動画付】	8,800円	
	明日の足診療シリーズⅣ　足の外傷・絞扼性神経障害、糖尿病足の診かた	8,690円	
	明日の足診療シリーズⅢ　足のスポーツ外傷・障害の診かた	9,350円	
	明日の足診療シリーズⅡ　足の腫瘍性病変・小児疾患の診かた	9,900円	
	明日の足診療シリーズⅠ　足の変性疾患・後天性変形の診かた	9,350円	
	足関節ねんざ症候群―足くびのねんざを正しく理解する書―	6,050円	
	睡眠環境学入門	3,850円	
	健康・医療・福祉のための睡眠検定ハンドブック up to date	4,950円	
	小児の睡眠呼吸障害マニュアル第2版	7,920円	

お名前　フリガナ　　　　㊞　　　診療科

ご送付先　〒　－
□自宅　□お勤め先

電話番号　　　　　　　　　　　　□自宅　□お勤め先

バックナンバー・書籍合計5,000円以上のご注文は代金引換発送になります

―お問い合わせ先―
㈱全日本病院出版会営業部
電話　03(5689)5989
FAX　03(5689)8030

FAX 03-5689-8030
全日本病院出版会行

年　月　日

住所変更届け

お名前	フリガナ	
お客様番号		毎回お送りしています封筒のお名前の右上に印字されております8ケタの番号をご記入下さい。
新お届け先	〒　　　　都道府県	
新電話番号	（　　　）	
変更日付	年　月　日より	月号より
旧お届け先	〒	

※ 年間購読を注文されております雑誌・書籍名に✓を付けて下さい。

- ☐ Monthly Book Orthopaedics （月刊誌）
- ☐ Monthly Book Derma. （月刊誌）
- ☐ Monthly Book Medical Rehabilitation （月刊誌）
- ☐ Monthly Book ENTONI （月刊誌）
- ☐ PEPARS （月刊誌）
- ☐ Monthly Book OCULISTA （月刊誌）

FAX 03-5689-8030
全日本病院出版会行

MEDICAL REHABILITATION

バックナンバー一覧

2021 年
- No. 263　障害児の移動能力を考える
  編集／小﨑慶介
- No. 264　脳血管障害の診断・治療の進歩とリハビリテーション診療
  編集／藤原俊之
- No. 265　病識低下に対するリハビリテーションアプローチ
  編集／渡邉 修
- No. 266　胸部外科手術の進歩と術前術後のリハビリテーション診療
  編集／小山照幸
- No. 267　実践！在宅摂食嚥下リハビリテーション診療　**増刊号**
  編集／菊谷 武（増刊号／5,500 円）
- No. 268　コロナ禍での生活期リハビリテーション―経験と学び―
  編集／宮田昌司・岡野英樹
- No. 269　種目別スポーツ　リハビリテーション診療
  ―医師の考え方・セラピストのアプローチ―　**増大号**
  編集／池田 浩（増大号／4,400 円）

2022 年
- No. 270　「骨」から考えるリハビリテーション診療
  ―骨粗鬆症・脆弱性骨折―
  編集／萩野 浩
- No. 271　リハビリテーション現場で知っておきたい
  高齢者の皮膚トラブル対応の知識
  編集／紺家千津子
- No. 272　大規模災害下でのリハビリテーション支援を考える
  編集／冨岡正雄
- No. 273　認知症の人の生活を考える―患者・家族のQOLのために―
  編集／繁田雅弘・竹原 敦
- No. 274　超高齢社会に備えたサルコペニア・フレイル対策
  ―2025 年を目前として―
  編集／近藤和泉
- No. 275　女性とウィメンズヘルスとリハビリテーション医療
  編集／浅見豊子
- No. 276　回復期リハビリテーション病棟における疾患・
  障害管理のコツ Q&A―困ること，対処法―　**増刊号**
  編集／岡本隆嗣（増刊号／5,500 円）
- No. 277　AYA 世代のがんへのリハビリテーション医療
  編集／辻 哲也
- No. 278　リハビリテーション診療に使える ICT 活用術
  ―これからリハビリテーション診療はこう変わる！―
  編集／藤原俊之
- No. 279　必須！在宅摂食嚥下リハビリテーションの知識
  編集／福村直毅
- No. 280　運動器の新しい治療法とリハビリテーション診療　**増大号**
  編集／平泉 裕（増大号／4,400 円）
- No. 281　訪問リハビリテーションで使える
  困ったときの対処法
  編集／和田真一
- No. 282　脳血管障害の片麻痺患者へのリハビリテーション治療マニュアル
  編集／安保雅博

2023 年
- No. 283　骨脆弱性とリハビリテーション診療
  ―脆弱性骨折からがんの転移まで―
  編集／宮腰尚久
- No. 284　最期まで家で過ごしたい―在宅終末期がん治療・ケアにおいてリハビリテーション医療ができること―
  編集／大森まいこ
- No. 285　脳心血管病　予防と治療戦略
  編集／上月正博
- No. 286　在宅でみる呼吸器疾患のリハビリテーション診療
  編集／海老原 覚
- No. 287　高次脳機能障害と向き合う―子どもから高齢者まで―
  編集／橋本圭司
- No. 288　関節リウマチのリハビリテーション診療 update
  編集／松下 功
- No. 289　リハビリテーション診療に必要な動作解析　**増刊号**
  編集／宮野佐年（増刊号／5,500 円）
- No. 290　コロナ禍の経験から得た感染症対策
  編集／宮越浩一
- No. 291　嚥下内視鏡検査（VE）　治療・訓練に役立つ Tips
  ―担当分野ごとのポイントを把握しよう！―
  編集／太田喜久夫
- No. 292　知っておくべき！治療用装具・更生用補装具の知識の整理
  編集／菊地尚久
- No. 293　リハビリテーション医療の現場で役立つくすりの知識　**増大号**
  編集／倉田なおみ（増大号／4,400 円）
- No. 294　腎臓疾患・透析患者のリハビリテーション診療
  編集／武居光雄
- No. 295　ここまでやろう！大腿骨近位部骨折の包括的リハビリテーション
  編集／尾崎まり

2024 年
- No. 296　知らなかったでは済まされない！ドレーン・カテーテル・チューブ管理の基本と注意点
  編集／菅原英和
- No. 297　リハビリテーション医療の現場で知っておきたい精神科関連の実践的知識
  編集／井上真一郎
- No. 298　ここがポイント！半側空間無視のリハビリテーション診療
  編集／水野勝広
- No. 299　リハビリテーションチームで支える神経難病診療
  編集／植木美乃
- No. 300　膝スポーツ障害・外傷のリハビリテーション診療実践マニュアル　**増大号**
  編集／津田英一（増大号／4,400 円）
- No. 301　リハビリテーション診療において必要な書類の知識
  編集／高岡 徹
- No. 302　がんロコモ―がん患者の運動器管理とリハビリテーション診療―
  編集／酒井良忠
- No. 303　咀嚼・嚥下機能の評価とトラブルシューティング
  ―窒息・誤嚥性肺炎の危機管理―
  編集／柴田斉子
- No. 304　肩関節障害に対する機能評価からの治療戦略
  編集／西中直也
- No. 305　在宅におけるリハビリテーション診療マニュアル　**増刊号**
  編集／川手信行・水間正澄（増刊号／5,500 円）

各号定価 2,750 円（本体 2,500 円＋税）（増刊・増大号を除く）
在庫僅少品もございます．品切の場合はご容赦ください．
（2024 年 9 月現在）

掲載されていないバックナンバーにつきましては，弊社ホームページ（www.zenniti.com）をご覧下さい．

2025 年　年間購読　受付中！
年間購読料　40,150 円(消費税込)（送料弊社負担）
（通常号 11 冊＋増大号 1 冊＋増刊号 1 冊：合計 13 冊）

全日本病院出版会　検索 click

次号予告

**神経発達症のリハビリテーション診療
―こどもから成人まで―**

No. 307（2024 年 11 月号）

編集／昭和大学准教授　　　　　　橋本圭司

神経発達症のサインと判定法	橋本　圭司
乳幼児期の理学療法	井上　　彩
乳幼児の作業療法「気づき，評価から家族への対応，他機関との連携」	木村古州美
乳幼児期の言語聴覚療法（地域医療・福祉での実際）	村田　百子
発達評価の実際	青木　瑛佳
地域で行われているペアレンティング・プログラムの実際	坂本　彩菜
流暢性障害（吃音）に対する言語聴覚療法	淺野　ふみ
地域リハビリテーション活動	安田　一貴
学習指導の実際	阿部　由勝
就労支援	扇　　浩幸

編集主幹：宮野佐年　医療法人財団健貢会総合東京病院
　　　　　　　　　　リハビリテーション科センター長
　　　　　水間正澄　医療法人社団輝生会理事長
　　　　　　　　　　昭和大学名誉教授
　　　　　小林一成　医療法人財団慈生会野村病院顧問

No. 306　編集：
近藤国嗣　東京湾岸リハビリテーション病院
　　　　　院長

Monthly Book Medical Rehabilitation　No. 306

2024 年 10 月 15 日発行（毎月 1 回 15 日発行）
定価は表紙に表示してあります．
Printed in Japan

発行者　　末　定　広　光
発行所　　株式会社　全日本病院出版会
〒 113-0033　東京都文京区本郷 3 丁目 16 番 4 号 7 階
　　　　　　電話　（03）5689-5989　Fax（03）5689-8030
　　　　　　郵便振替口座　00160-9-58753

© ZEN・NIHONBYOIN・SHUPPANKAI, 2024

印刷・製本　三報社印刷株式会社　　電話（03）3637-0005
広告取扱店　株式会社文京メディカル　電話（03）3817-8036

- 本誌に掲載する著作物の複製権・翻訳権・上映権・譲渡権・公衆送信権（送信可能化権を含む）は株式会社全日本病院出版会が保有します．
- JCOPY ＜（社）出版者著作権管理機構　委託出版物＞
本誌の無断複写は著作権法上での例外を除き禁じられています．複写される場合は，そのつど事前に，（社）出版者著作権管理機構（電話 03-5244-5088，FAX 03-5244-5089，e-mail: info@jcopy.or.jp）の許諾を得てください．
- 本誌をスキャン，デジタルデータ化することは複製に当たり，著作権法上の例外を除き違法です．代行業者等の第三者に依頼して同行為をすることも認められておりません．